大往生したけりゃ

とかかわるな【介護編】

2025年問題の解決をめざして

中村仁一

GS

幻冬舎新書

453

はじめに

前著（『大往生したけりゃ医療とかかわるな――「自然死のすすめ」』幻冬舎新書）を出版してから、口に毒があるので、医療界の〝綾小路きみまろ〟と呼ばれ、尊敬までされて5年経ちました。

もはや、書くことは尽きたと思っていたのですが、団塊の世代全員が75歳になる2025年問題が出てきました。

世間では、「健康寿命」を延ばして要介護の期間を縮めようと、様々な取り組みがなされています。平均寿命と健康寿命が重なり、「ピンピンコロリ」が実現するかのような見解すら見受けられます。

しかし、本当にそうでしょうか。たしかに、「健康寿命」を延ばすことは大事です。異論はありません。でも、「健康寿命」を延ばすということは、言葉を換えれば、弱っても死ねない身体(からだ)づくりをすることです。であるなら、ひょっとすると、逆に要介護期間も延び、生涯の医療費と介護の費用が増えてしまうかもしれないとも考えられます。

だいたい、「ピンピンコロリ」は、事件、事故、災害にでも遭わない限り、1等7億円のジャンボ宝くじに当たるよりむずかしいのです。

ですから、「健康寿命」を延ばすことに異は唱えませんが、大事なのは「健康寿命」後です。まだ、人生が終わったわけではありません。医療や介護の利用を最小限にして、いかに要介護状態を生きるかだと思うのです。

端的にいえば「要介護期間」の短縮です。ムリに引き延ばしても金がかかるだけで、決して本人の幸せにつながっているとは思えません。しかし、このことに対する働きかけは、全く見当たりません。

ということは、自力でものが食べられなくなったら「寿命」と考えることを、年寄りの間の合意にすることなのです。これは、あらゆる生きものに共通の、自然な最期の姿です。これこそが、2025年問題の解決の要(かなめ)になると思うのです。

既に、欧米やオーストラリアにおいては、国民的合意になっているといいます(『欧米に寝たきり老人はいない』宮本顕二・宮本礼子著、中央公論新社)。

ただ、こういう話をしますと、必ず、日本とは文化が違うという反論がなされます。しかし、どうなのでしょう。日本でも、昭和30年代までは、各家庭で臨死期になれば、口あたりのいいものを少ししかやらないという類似のことが行われていたように思います。生まれるのも自然、そして死ぬのも自然、この自然の出来事が辛かったり、苦しかったりするはずがないのです。

医療や介護が余計な手出しをして邪魔をしなければ、私達の身体は自然のしくみが働いて穏やかに、安らかに死ねるようにできているということは、前著で述べた通りです。

大事なのは、当事者である私達年寄りの意識改革です。近代医療に対して、幻想を持ちすぎています。いくつになっても、どんな状態でも、病院に行きさえすればなんとかしてもらえる、こんなに進歩したといわれる医学だからというわけです。

しかし、この進歩したといわれる医療技術も、所詮、中途半端な技術（ハーフウェイ・テクノロジー）なのです。治るものしか治せません、治す手伝いしかできないのです。

ただ、なんでも治せるかのごとく錯覚を与え続けてきたのは、私達、業界人です。これは、現在も発信され続けていますから、この〝マインド・コントロール〟は、なかなか解けないだろうことは、想像に難くありません。

でも、最期は穏やかにと思うのは、万人の願いでしょう。そうであるなら、この呪縛から解き放たれなくてはなりません。

前述のように、進歩したといわれる近代医学も、中途半端なものなのです。治らないものは、治らないのです。そして、医療の恐ろしいところは、どんな状態であろうと助かればいい、一分一秒でも長く生かせばいいというところなのです。助かったはいいけれど、家庭では面倒見きれず、もて余されて病院や施設に片づけられたり、「こんなことなら、いっそあの時死んでいてくれたらどんなによかったか」と思われながら、ムリヤリ生かされるのには、辛いものがあります。

私も、今年の1月末で77歳になり、「死に損ない高齢者」の〝真打ち〟に昇進しています。ダイレクト・メールも「葬儀の生前予約」や「家族葬」のお誘い、「霊園」のご案内などが飛び込むようになりました。「もういくつ寝るとお葬式」世間も認める、そうした期待の対象の身分になったのだと気づかされます。

たしかに「前期死に損ない高齢者」の時代には、こちらが墓場に近づいていくと思っていたのですが、〝真打ち〟に昇進してからは、墓場の方が否応なしに「殿、お迎えにあがりました」と躙り寄ってくる感じがするのです。

ですから、もはや、前述のような憂き目にいつ遭っても不思議ではないお年頃になったのだと、他人事とは思えない心境なのです。

くり返しになりますが、大切なことは、私達年寄りの意識改革なのです。「長生かし」や「長生かされ」は、ごめん蒙ろうではありませんか。死にかけてから、いろいろやられても嬉しくも有難くもありませんもの。ですよね、ご同輩。

予防手段としては、元気なうちに、自分の「生き方」「死に方」について、周囲と充分に話し合っておくことだと思われます。

もし、本書が、その一助になるなら、これに過ぎる喜びはありません。

大往生したけりゃ医療とかかわるな【介護編】／目次

第二章 「延命医療」と〝延命介護〟が穏やかな死を邪魔している

第三章 年寄りの「がん」は痛まない

図版・DTP 美創

第一章 医療業界による〝マインド・コントロール〟は凄い

進歩した医療技術は中途半端

よく近代医学の進歩は目覚ましく、日進月歩だなどといわれます。

たしかに、今まではわからなかったことがわかったりして、一見、そのように見受けられます。

しかし、本当にそうなのでしょうか。もし、進歩が真実だとしたら、もっと病気が治って、病人が減らないとおかしいのではないでしょうか。

現実は、まるで逆です。高血圧の患者が４０００万人以上、糖尿病は予備軍を入れると２０００万人、骨粗鬆症は１４００万人など、日本中病人だらけです。これで、どこをどうしたら進歩したなどと大きな顔ができるのでしょう。

また、脳卒中で半身麻痺になって入院した人が、これ以上はよくならないからと、半身不随で退院させられます。時には、ものがのみ込めないため胃瘻の状態で戻ってくることさえあります。何ということでしょう！

たしかに、昔なら死んでいたものが、今は助かるようになったのは事実です。ただ、問題は、その助かり方です。完璧でまともな状態で生還するなら、こんな結構なことはありません。しかし、現実はどうでしょう。

また、傷んで使えなくなったものを、人工のものに置き換えたり、人工透析のように人工の器械で代替もします。さらには、臓器移植のように、他人の臓器と入れ替えたりすることもできます。これらも、医療の進歩のおかげといえるかもしれません。昔なら死んでいたものが、生き延びられるようになったわけですから。

しかし、傷んだり、弱ったりした自前のものを修繕して完全にもとの状態に戻せなければ、真の進歩といってはいけないと思うのです。それが証拠に、人工のものには必ず賞味期限というものがあり、時期がきたら取り替えなくてはならないという不便さを伴います。

また、他人から臓器をもらった場合を考えますと、私達の身体には、自分のものと他人のものを峻別（しゅんべつ）し、これらを排除するしくみ（免疫）が働きますから、これを抑えにかからなくてはなりません。この時使われるのが、免疫抑制剤といわれる薬です。

ところが本来、免疫には、ウイルスや細菌など外敵が体内に侵入した時に、これをやっつけてわが身を守るという大切な役目があります。免疫抑制剤の使用によってこれが抑えられ、弱められるということは、生涯、外敵の侵入の脅威にさらされ続けることを意味します。

ですから結局、進歩したといわれる近代医療技術も、所詮、中途半端なもの、ハーフウェイ・テクノロジーであるといわざるを得ないということになると思います。

病気を治す主役は「自然治癒力」

現代の日本人の大部分は、病気やケガを治してくれるのは、医者やくすりだと思っています。ですから「どこかにいい病院はありませんか」「いい医者を知りませんか」「特効薬はありませんか」となるのです。

また、以前は「病気やケガはくすりをのんだ方が治りが早い」と思われていましたが、今はさらに進んで、「くすりをのまないと治らない」と考えている人が増えてしまっています。年寄りには「くすり、いのち」と思い込んでいる人が多いのですが、若者も例外ではありません。それが証拠に、ちょっと鼻水が出た程度でも、くすり、くすりと喚く輩が沢山います。いかに〝マインド・コントロール〟が浸透しているか、よくわかります。

だいたい、カゼに効くくすりを発明したら、ノーベル賞ものと、昔からいわれているのに、まだ誰ももらった人はいません。ということは、カゼに効くすりなどないということになります。

カゼの原因は、大部分がウイルスです。このウイルスは熱に弱いのです。だから、カゼをひけば、熱を出して鼻水を垂らして咳をして治すというのが、自然の経過です。解熱剤も鼻水を止めるくすりも咳止めぐすりも必要ありません。ただ、症状が重くて辛ければ、治りが遅れるのを覚悟のうえで、くすりを服用するのは構いません。苦痛を和らげるのも、医療の大事な役割の一つですから。

しかし、私達医者は、これまで、稀な、かなり特異なケースを前面に押し出して、「そんな素人判断で様子をみていて、重篤になったらどうするのか」「万一こじらせて手遅れになったらどうするのだ」と業界を挙げて国民を脅し、思考停止状態にしてきました。

なぜなら、今の医療保険制度は薄利多売方式なので、一人でも多くの患者を診ないことには、経営も生活も成り立たないしくみだからです。従って、患者が立ち止まって「これは医者に診てもらった方がいいのかどうか」などと、自分の頭で考えてもらっては困るのです。そして、かつては「医療費無料化」などの政策も打ち出されて思考放棄が完成し、現在に至っているというわけです。

本来、病気やケガを治すのは、本人が生まれながらにして持っている治す力（自然治癒力といいます）です。これに影響を与えるのが、栄養、安静、睡眠です。自然治癒力を削ぐようなことをしてはなりません。

病気やケガを治す主役は、この自然治癒力であって、医者やくすりではありません。医者やくすり、器械は、治すのをお手伝いする脇役にすぎないのです。

ということは、「本人に治せないものが、脇役である他人の医者に治せるはずがない」ともいえます。ですから「医者に治してもらおう」と考えるのを改めなくてはいけないのです。

もちろん、医者が何もしないわけではありません。治り易い環境づくりや治癒を妨害しているものを取り除いたり、悪化を防ぐアドバイスをしたりしてお手伝いします。そのために、強力な援助物資であるくすりを使ったり、お助けマシンである器械を使うこともあります。

細菌に対しては、かなり強力な武器である抗生物質というお助け物資を使います。しかし、これとて主役ではありません。実は、自然治癒力は、年齢とともに低下するのです。

ですから、超高齢社会では、肺炎でいのちを落とす年寄りが増えることになり、今や死亡順位が、がん、心臓病に続く3番目にランクされるまでになっているのです。

2015年、人間国宝で上方落語界の重鎮であった三代目桂米朝さんが肺炎のため亡くなりました。89歳でした。人間国宝ですから、ちゃんとした病院できちんとした治療を受けたはずです。それでも助からなかったのは、主役である、本人の自然治癒力が衰えていたせいなのです。決してくすりが主役ではないことは、このことからもおわかりでしょう。

器械についても考えてみましょう。重症の肺炎の場合、呼吸困難に陥りますので、人工呼吸器が使われます。器械が本人に代わって呼吸を助けてくれます。

しかし、あの器械に治す力はありません。時間稼ぎをしてやるから、その間に勝手に自分で治せよというわけです。治せれば器械は不要になります。しかし、治せない場合は、そのままずるずるいって、やがてアウトになるわけです。

つまり、器械も主役ではないということです。

医療は〝いのちを担保にしたバクチ〟

結局、医療には、最終的にはやってみなければ結果がどう出るかわからないという「不確実性」が、どこまでもついて回ります。

つまり、助かるまいと思われていたものが助かったり、その逆もあるということです。

たとえば「今、手術をすれば95%助かります」と医者がいったとしましょう。でも、あなたが95%の方へ入ると保証しているわけではありません。一つの目安として考えて下さいといっているだけです。

医療に絶対確実とか百パーセントこうなるということは、ありえません。ですから成功率95%といわれたのに、残り5%の方に入ってしまったといって、がっくりするケースがいくらでもあるのです。

ありていにいえば、これは〝賭け〟なのです。どちらへ転ぶかはわかりません。個人にとっては、90%、95%ということはなく、いつの場合も五分五分なのです。このことは、心しておくべきでしょう。

つまり、極論すれば、医療は〝いのちを担保にしたバクチ〟なのです。

もう一つ忘れてはならないものに、「限界」があります。

結局、古くなったものを新(さら)にすることはできませんし、死にゆくものを止めることもできないのです。

ですが、現実には、医療業界による〝マインド・コントロール〟が行き届いているせいで、何歳になってもどんな状態であろうと、病院へ行きさえすれば何とかなると思っている日本人の何と多いことでしょう。

特に、年寄りの場合、もとが古いわけですから、いくら大病院の専門医にかかったところで、すっかりよくなるわけがありません。少しでも軽くなれば、良しとすべきなのです。

ところが、今の年寄りは〝マインド・コントロール〟が利いている関係上、欲が深く、もっともっとなのです。よくならないのは、今かかっている医者の腕が悪いからと考え（あんたの身体が悪いんだよ）、さらに大きな病院にかかるのです。

また、「専門医」を、治してくれる医者だと思い込まされています。でも、実際は、病名をつける専門家であって、治す専門家ではないのです。いくら病名がついても治らないものは、治らないのです。病名がつきさえすれば、治すことができるような思い違いをしているのです。ただ、専門医は、症状を軽減するためのくすりの匙加減が上手だったり、病気とつき合うための助言や忠告がより適切にできるといった、その存在意義はあると思います。

しかし、専門医にかかれば治してもらえるなどと、ゆめゆめ思ってはなりません。病気を治すのは、あくまで自分自身です。患者本人に治せないものが、専門医といえど、お手伝いする立場の他人の医者に治せるはずがないのです。心しておきましょう。このような「大病院志向」「専門医志向」は改めなくてはいけません。

　これは、大変な医療費のムダ遣いです。いつでもどこでも誰でも安い費用で診てもらえるという、今の医療保険制度の影の部分です。こんなことをしていて、ますます年寄りが増える中で、今の制度が持続できるわけがありません。

　さらに、身体全体にバランスよくガタがきている年寄りは、「iPS細胞」や「再生医療」などに寄りつかない方がいいと思います。

　なぜなら、年寄りの場合、一部分だけ修理しても、それで済む問題ではないからです。それは、ポンコツ車に最新鋭のエンジンを積み込んだらどうなるのか、考えてみればわかることです。

　もう一つは、どんなに医学が進歩したとしても、「老いて死ぬ」という枠内の話であって、所詮、一歩もそこからは出られないということなのです。

高度な医療は重度の障害者をつくる

一般に、近くに高度医療が可能な病院ができると安心だといわれます。でも、本当に安心なのでしょうか。

医療の恐ろしいところは「どんな状態でも助ければいい」「1分1秒でも長く生かせばいい」というところです。

私などのように、繁殖を終え、生きものとしての賞味期限が切れ、あちこちガタがきている「死に損ない高齢者」の〝真打ち〟の年寄り（以下〝真打ち〟とも略す）にとっては、「とにかく助かればいい」では困るのです。どのような状態で助かるかが重要なのです。

といったところで、現代の医療技術も、前述のように、ハーフウェイ・テクノロジーですから、端（はな）から、それはムリな注文ということになります。とすれば、救急車を呼んで病院に行きさえすればという考えは、改めなくてはいけないということになります。

とはいうものの、くり返しになりますが、医療には、やってみないとどうなるかわからないという「不確実性」がありますから、最終的には〝賭け〟ということになります。

そうなると、人それぞれの「生き方」「人生観」の問題になるわけです。でも、若い者ならともかく、ガタのきている〝真打ち〟は、まともな状態で生還するという確率が低くなることは覚悟しなくてはなりません。

助かったはいいけれど、家族では面倒みきれず、もて余されて病院や施設に片づけられたり、場合によっては、「こんな姿で一命をとり止めるなら、いっそあの時死んでもらっていた方がどれだけよかったか」と内心思われながら、ムリヤリ生かされ続けるのは、不本意というものでしょう。

でも現実は、ハーフウェイ・テクノロジーであるがゆえに、高度な医療が重度の障害者をつくり出しているのも事実です。

だとすれば、年寄りの場合、いざという時に救急車を呼んで〝賭け〟に出るかどうか、平素からよく考えておく必要がありましょう。

つまり、病人を障害者に変身させたり、軽度障害者を重度障害者に進級させたりしているということです。

このように修繕に出す前よりひどい状態になっているにもかかわらず、公然と金を受け取って、引き取れと堂々といえる業界は他にはないでしょう。

死を先送りするだけの医療は受けるな

医療は何のために利用するか。「人生を豊かに、人を幸せにするため、また、人間らしく死ぬため」ですが、それには、明確なゴールが必要です。それには、2つあります。

一つは、治癒、回復の可能性です。もちろん、やってみないとわからない「不確実性」がありますから、可能性が高い場合ということです。このように、治癒、回復の確率が高い場合は、当然、医療を利用すべきでしょう。

もう一つは、生活の中身（いわゆるＱＯＬ）が改善する見込みが、高い確率で望める場合です。症状の軽減や苦痛の緩和も、医療の大事な役割ですから、これらが大きく望める場合も積極的に利用すべきでしょう。

ただ、ものごとには、利益があれば、必ず不利益があります。ですから、利益と不利益を天秤（てんびん）にかけて、利益が不利益を大幅に上回るかどうかを確かめましょう。

また、回復の可能性もなく、ＱＯＬの改善もなく、ただズルズルと死ぬのを先送りするだけの医療措置であるなら、利用すべきではありません。

それは、本人の幸せに繋がらないだけでなく、限りある貴重な医療資源のムダ違いであることも肝に銘じておきましょう。

「科学的根拠」の正体

エビデンス（ＥＢＭ）は、「科学的根拠」とか「医学的証拠」と訳されます。最近は、エビデンスという言葉が盛んに使われ、そんなことは医学的に証明されているなどと表現されることもあります。

こういういい方をされますと、全員がそうなると思い込んでしまいがちです。しかし、そうではありません。一人ひとり顔立ちが違う個性的な人間１００人が１００人とも同じ反応を示すなど、ありうるはずがありません。

とかく、日本人は「科学」とか「科学的」とかいう言葉に弱いので、「科学的根拠がある」などといわれますと、つい全幅の信頼を置いてしまいがちです。しかし、ただ統計学的に意味のある事実であるといっているにすぎません。

実例をみてみましょう。２０１６年の11月にアメリカの国立心肺血液研究所が、最高血圧の値を１２０未満に下げると、死亡率や心不全の発症率が低下するので、目標を従来の１４０未満から１２０未満にすべきと発表し、医療現場に衝撃が走りました。

２０１６年11月19日の読売新聞（「資料１」参照）によれば、心不全などによる死亡率は、１４０未満の４・５％が、１２０未満では３・３％と１・２％減り（絶対リスク減少といいます）、その差１・２％なのですが、これは４・５％が３・３％になったわけですから、26・7％減少（相対リスク減少といいます）ということもできます。

また、心不全の発症率は、１４０未満の６・８％が、１２０未満では５・２％と１・６％減り（絶対リスク減少）、同様に23・5％減少（相対リスク減少）ともいえるというわけです。

資料1　2016年11月19日の読売新聞記事

高血圧治療は「最高血圧１２０未満を目標にすべきだ」とする米国立心肺血液研究所の大規模研究報告が医療現場に波紋を広げている。日本の治療指針が定める１４０未満より、大幅に厳しい目標値を求める内容だ。血圧はどこまで下げれば良いのだろうか。

米の「治療目標」波紋

●戸惑う医療現場

「最近、治療の基準は緩和される傾向にあったが、今回の研究は逆行する結果で驚いた。戸惑いを感じる。どうしたら良いか迷う医師も多いのではないか」

東京都大田区のたかせクリニック院長、高瀬義昌さんはこう語る。

「高齢者の場合、血圧を下げすぎると転倒・骨折を招く恐れもある。だから、今回の研究結果を見ても、すぐに（１４０を目安とする）治療方針を変えようとは思わない」という。

国内の高血圧患者は４３００万人とも言われる。高血圧に対し治療が行われるのは、自覚症状がなくても、将来、心筋梗塞や脳卒中などを起こすリスクを高めると考えられているからだ。

２０１４年に改定された日本高血圧学会の治療方針では、若年者・中年者の治療目標は、従来の「１３０未満」から「１４０未満」に緩和された。

●3年追跡し比較

ところが、今回、米国立心肺血液研究所は、最高血圧を「１２０未満」に下げると、心不全などの発症を大幅に抑えられるとの研究報告をまとめた。

研究は、50歳以上の血圧が高く、心筋梗塞などのリスクのある約９４００人が対象。血圧を「１２０未満」に下げる患者と、「１４０未満」に下げる患者の2群に分け、平均で3年余り追跡し、比較した。

その結果、「１２０未満」にした患者の方が心不全や心筋梗塞、脳卒中などの発症率が低く、死亡リスクが27%低かった。研究チームは「今後の治療指針の改定などで参考にすべき結果」とコメントした。

●男性の平均１３５

一方、厚生労働省の国民健康・栄養調査（２０１３年）によると、男性の最高血圧の平均値は１３５、女性は１３０。仮に血圧１２０以上を治療対象とみることになれば、国民の大半が病人扱いされる恐れもある。

では、どう考えるべきなのか。今回の研究データをもう少し詳しく見てみよう。

心不全などの発症率は、１２０未満では５・２%。１４０未満では６・８

%。死亡率は、１２０未満が３・３%。１４０未満が４・５%だった。死亡は、１２０未満にした方が90人当たりで１人少なくなる計算になる。

一方、急性腎障害などの発生率は１２０未満の方が４・１%と、１４０未満の２・５%より高まった。腎臓の血流が減りすぎて障害が起きた可能性がある。

米国の研究参加者は体格指数・ＢＭＩ（Body Mass Index 体重（キロ）を身長（メートル）の2乗で割った値）（正常18・5〜25未満）が約30で、肥満傾向が強かった。

高血圧診療に詳しい臨床研究適正評価教育機構の桑島巌理事長は「心臓病のリスクのある患者について、厳格に血圧を下げた方が心不全や死亡リスクが減ることを示す結果だが、急性腎障害などの副作用が増えることは気になる。一律に１２０未満を目指すことには慎重になるべきだ。特に、高齢者は持病や健康状態の個人差が大きい。日常診療では、個別に反応を見る必要がある」と指摘する。

●学会「指針　現行の１４０未満で」

高血圧治療の目標値は近年、世界的に緩くなる傾向にあった。

今回の研究を行った米国立心肺血液研究所が２０１３年末、最高血圧は60歳未満で「１４０未満」、60歳以上で「１５０未満」とする治療方針をまとめた。60歳以上の治療目標は10緩和された。

同年に出た欧州の高血圧学会などの指針や、日本高血圧学会が昨年改定した治療指針も「１４０未満」を原則とした。日本の改定も欧米の流れに沿うものだ。

糖尿病を持つ高血圧患者を対象とした北米の研究など数千人規模の大規模試験で、血圧を厳しく下げても、心臓病などによる死亡率の減少につながらないとの研究報告もあったためだ。

血圧の基準を巡っては、日本人間ドック学会が昨年、健康な人の基準値として最高血圧の上限を「１４７」と発表し、高血圧の定義を揺るがすなどと議論を呼んだ。ただし、この数値は、持病がない人を対象とした調査をもとにしており、高血圧患者の治療目標値ではない。

日本高血圧学会の治療指針作成委員長を務めた島本和明・札幌医大学長は「１２０未満の方が死亡率が低いという試験は重要な調査の一つで、今後の指針改定で議論の材料になる。ただ、様々な大規模調査を併せて解析するなど、さらなる検討が必要」と話し、現場の医師に対して「現在の指針を目安に治療にあたってほしい」と強調する。

絶対リスク減少は、それぞれ1・2%、1・6%ですが、相対リスク減少は、26・7%、23・5%です。どちらも間違いではありません。

しかし、一般的には、大きい数字の相対リスク減少を使って3割近く減った、4分の1減少したなどと表現して患者を恫喝します。医療が〝恫喝産業〟といわれる所以です。

また、この記事からは別のことも読み取れます。血圧140未満の死亡率が4・5%ということです。現在の日本人は、血圧140未満にしておけば安心と考えています。しかし、そうではないのです。140未満でも4・5%の人は死ぬのです。1000人に45人です。1000万人で45万人です。

今高血圧の患者は4000万人以上いるといわれてますから、単純計算すれば180万人以上死ぬことになるわけです。

そうすると、何の症状もないのに、たまたま測った血圧が150だったり、1

６０だったりした時、大変だ大変だと大騒ぎするのはバカバカしくなりませんか。

血圧が上がるのには、私達の身体にその必要性があるから上げているという側面もあることを忘れてはなりません。

他にも○○すれば１・５倍になる、６倍に増えるなどというのも、相対リスクで表現したものです。１・５倍とは、１００人のうち２人が３人になったのか、40人が60人になったのか不明です。６倍というのも、１人が６人に増えたのか、10人が60人になったのか、わかりません。

絶対リスクではなく、相対リスクを前面に出して脅しているところが、医療が恫喝産業といわれる所以です。

そろそろ患者側も、絶対リスクも表に出してもらって、自分の「生き方」に照らしてどうするか考える時期が到来していると思います。

さもなければ、現在の結構な医療保険制度を、子や孫に残してやることができなくなると考えられるからです。

医療は「老い」と「死」には無力

「自分の健康は自分で守る」ものです。どのような状態までなら様子をみていていいのか、どうなったら医者に行った方がいいのか。病名がわかったら、その病気は治るものなのか、ずっとつき合わなければならない病気なのか、悪化させないためにどうすればいいのかなど。また、くすりに関しても、どんな名前のくすりでどんな効果があり、どんな副作用があるのか、検査についても、何のためにするのか、何がわかるのか、わかった結果を踏まえて治療がどう変わるのか、よくする方法はあるのかなどを確かめ、時には痛さ、辛さ、苦しさ、恥ずかしさなど「傷害行為（刺したり、切ったり、はつったりする）」や「強制ワイセツ行為（撫でたり、さすったり、揉んだり、時には妙なところへ指を突っ込んだり）」を伴うこともあるわけですから、それを耐え忍ぶ価値があるかどうか判断する必要があります。

断片的な「健康情報」は巷に溢れていますが、このような基本的な「健康教育」「疾病教育」はありません。

知り合いの欧米人達は、かなりむずかしい病気でも、自分の言葉で説明ができますし、服用しているくすりの名前から、その効果、副作用、さらには、病気の進行予想まで語ってくれます。それくらい病気を自分のものにしているわけです。

翻って、わが国の状況をみますと、病名とくすりの名前と検査の数値ぐらいは把握していますが、あとは医者任せです。そして、検査しろといわれればハイ、入院しろといわれればハイ、何のために、その結果どうなる、など問いません。専門医なのだから悪いようにはしないだろうと、思考放棄の状態です。

わがこととして真剣に考えずに済んでいるのは、あまり金がかからない、今の医療保険制度の影の部分が色濃く反映されているからだということができます。

ここに、住民の意識が変わって、医療の利用の仕方が激変した好例があります。

それは、北海道の夕張市です。この市の財政破綻は有名です。その結果171床あった市立総合病院がなくなり、代わりに、19床の市立診療所と40床の介護老人保健施設ができました。その初代診療所長だった森田洋之医師の話が『ベターケア』69号（2015年秋号、芳林社）に載っています。

それによりますと、手厚い医療を行っていた病院がなくなったにもかかわらず、市民の死亡者総数や死亡率に変化はなく、逆に、死因3位までの「がん」「心臓病」「肺炎」の死亡者数は減ったというのです。代わりに増えたのは「老衰死」でした。

医療体制不備の不安から、年寄りが他所へ引っ越したかというと、それもなかったそうです。それまで、ちょっと膝が痛くなったといっては病院へ注射を打ちに行ったり、鼻水が出ただけで病院へ行っていたのを止め、自分の生活を見直すようになったというのです。

それと、もう一つ大きな変化は、自然な「寿命」を受け入れるようになったことです。いつまでも際限なく元気でいられるなんてことはありえない。老化がある程度進んでしまうと、医療に縋ってもどうにもならないことに気づいたのです。つまり「自分の健康は自分で守る」ことを放棄し、あなた任せにしていたのを改め、当事者意識に目覚めたのです。

これは、医療がハーフウェイ・テクノロジーであり、本質的に、「老い」と「死」には無力であることを認識し、医療業界による〝マインド・コントロール〟から解き放たれた結果を如実に物語っているのだと思います。

「診療ガイドライン」とは

がんに限らず、重大な病気の場合、本当にこの治療法でいいのか、他には治療法がないのかと思いあぐねることが、たびたびあると思います。

特に、手術を勧められた時など、一度臓器を摘出してしまえば、もう元には戻れませんから、一層判断に迷うことになるでしょう。

そんな時、他の医者の意見を聞く、セカンド・オピニオンがお勧めになります。その場合の注意点として、同じ大学の医局出身者は考えが同じなので避け、他大学出身者のところへ行くように、これまでは助言してきました。

しかし、最近は、各学会がそれぞれの病気の「診療ガイドライン」を出すようになり、様相が一変してしまいました。なぜなら、専門医は皆、それに従うようになったからです。つまり、どこへ行って誰に聞こうと、同じ治療法を勧められるというわけで、近藤誠さん（元慶應義塾大学医学部放射線科講師）のいわれる

〝金太郎飴オピニオン〟になってしまいました。ですから、もう、「セカンド」も「サード」も「レフト」もなくなったわけです。もっとも、医者によって説明の上手、下手がありますから、中身は同じだったが、よく理解できたということはあると思われます。

ただ、病院によっては、数万円の相談料がかかる場合もあります。でも、一生に一度か二度しか起こらないことですから、納得のための元手として、必ずしも高くはないかもしれません。

では、専門医が根拠にしている「診療ガイドライン」について考えてみましょう。これはエビデンス（科学的根拠）に基づいてつくられています。このエビデンスというのは前述の通り、統計学的に意味のある治療法であるにしても、100人が100人、全員に有効だったということではありません。効かなかった人もいたわけです。効いた人と効かなかった人の差が統計学的に意味のあるものだったという事実で、これを科学的根拠と称しているわけです。

もともと医療には、やってみないと結果がどうなるかわからないという「不確実性」がついて回ります。ですから、有効な人が多かったというエビデンスがあったからといって、あなたにも有効ですといっているわけではありません。

有効な人が多いという統計学的事実があるのだから、あなたもその多い方に〝賭け〟てみませんかといっているにすぎないのです。

「診療ガイドライン」では、先に述べたエビデンスを基に、治療の推奨度を5段階に分けている場合が多いように見受けられます。

1．エビデンスがあるので積極的に推奨
2．エビデンスがあるので推奨
3．エビデンスはないがやってみてもいい

4．エビデンスがないので勧められない
5．否定のエビデンスがあるのでやってはいけない

くり返しになりますが、エビデンスがあるといっても、全員に効果があるということではないのです。でも、裁判沙汰になった場合、法曹関係者は、「診療ガイドライン」を絶対規範と見なしますから、これに従っていないと、極めて不利な状況に追い込まれてしまいます。困ったものという外ありません。

「先生だったらこの治療を受けられますか？」

「説明と同意」とか「納得したうえでの同意」などと訳されていたインフォームド・コンセントという言葉も、珍しくなくなり、定着した感があります。

しかし、実態は、医者が自分のやりたい方向に誘導して同意をとる場合も、け

っして少なくないように見受けられます。

すなわち、極端な場合、手術を例にとれば、どうしても手術させたいと思えば、どれだけよくなるかとか、効用が大きいかを強調し、危険性や後遺症の問題は、ごく控え目にします。反対に、あまり手術をしたくないと思えば、どれほど危険かを声を大にして伝えるという具合です。

もともと、くすりに副作用はつきものですし、手術には必ずなにがしかの危険を伴うものです。それに、医療には「不確実性」があり、やってみなければどうなるかわからない、絶対にこうなるとは断言できないものです。

なお、患者の身になってなどとよくいいますが、医者はあまりわがこととしては考えないものです。そして、治る可能性があるならやるべしとも考えています。

一方、患者側は、医療行為には「傷害行為」や「強制ワイセツ行為」が伴いますから、それがなぜ必要なのかをきちんと説明を受けて、疑問点を質したうえで同意しなくてはいけません。

つまり、辛いかもしれない、痛いかもしれない、苦しいかもしれない、恥ずかしい思いもしなくてはならない、でも、そういう理由なら仕方がないと、納得して許可を与えるということです。つまり「主権在患（しゅけんざいかん）」なのです。

いくら医者がよかれと思っても、嫌がるものをムリに押さえつけて行えば、それは犯罪になります。ただ一つの例外は、本人が意識不明か判断不能で、生きるか死ぬかの緊急時だけです。

また、患者側には、その人特有の「生き方」「人生観」があり、人それぞれです。医療側が最善と思うことが、必ずしも患者側にとっても最善になるとは限りません。

それは、たとえていうなら、玄関の扉の鍵が壊れた場合に、鍵だけ直してくれればいいのに、古くなった扉ごと替えなくてはダメ、あるいは玄関ごとつくり替える必要があるなどという話になってしまう可能性もあるということです。

医者が本当に患者のことを考えて中立的立場で説明してくれているかどうかを判定するために、「この治療法、先生ご自身だったら受けられますか」「先生のご家族に勧められますか」と質問し、医者の反応をたしかめてみるのも一法で、最終判断をする際の参考になるかと思います。

さらに、第三者の同席や、やりとりの録音をしていいかどうか聞いてみるのもいいでしょう。もし、許可がおりないようなら、真剣に、医者替えを考えてみるべきでしょう。

なぜなら、もし、医者が自分の説明していることに自信があるなら、なんら断る理由もないからです。また、患者側にとっても、説明を受けている最中は、わかったつもりでいたのに、家へ帰って落ち着いてみたら、はてと思うこともあるわけです。そんな時、冷静な第三者の同席はありがたいですし、何回も聞き返せる録音は、とても役に立つものです。

たとえミスがなくても、医療に不測の事態はつきものですし、後遺症の問題もあります。どんな重い後遺症が出ても、医者にとっては痛くも痒くもありません。

しかし、患者側は、それを抱えて生涯つき合っていかなくてはならないのです。「組板（まないた）の鯉（こい）」だからお任せだなどと投げ遣りに考えず、自分の身体の責任者、人生の主人公との自覚をもって対処してほしいと思います。

今さら年寄りの〝徴兵検査（長寿健診）〟やってどうする

今年もまた、「死に損ない高齢者」の〝真打ち〟に昇進した私のところに、「長寿健康診査のご案内」が送られてきました。

〝どこか具合の悪いのが正常〟である年寄りの〝徴兵検査〟をやってどうしようというのでしょう。実に、医療資源のムダ遣いです。

だいたい、健診で用いられている、以前は正常値といっていた基準値（基準範囲）は、健康な若者のそれなのです。しかも、100人中95人に当てはまるもので、若者でも5人は、はずれるというしろものです。そんなものに、長年使い込んでガタのきている年寄りが、合格するはずがありません。

しかし、年寄りの方でも、わが身が使い古しであることを忘れて、異常なしといってほしくて、しかも、将来の安心にもなると考えて、受けるのがふつうだと思われます。

たとえ異常なしといわれても、健診の賞味期限は当日限りですし、万一、少し異常があるなどといわれたら、どうでしょう。途端に、酒はまずくなる、食欲は落ちる、夜はよく眠れないなどということにでもなれば、何のために健診を受けたのかわからなくなってしまいます。

それに、基準値とのずれが僅かであったとしても、異常といわれれば、そのまま放っておくのには、かなりの勇気がいります。ふつうは、病院へ行って精密検査というコースに乗ることになります。検査の結果を踏まえて、治療して完治するものならいいのですが、「3カ月後に、もう一度どうなっているか調べましょう」と医療機関に繋がれてしまいます。

安心を得るはずだったものが、裏目に出てしまいました。もう充分に生きたわけですし、自覚症状がないなら、むやみに健診などに近寄らない方が賢明というものです。

いくら他人の役に立ちたいからといって、医者の生活保障や病院の経営安定のために、わが身を投げ出すこともなかろうと思うのですが、いかがなものでしょう。

それに、費用の負担が原則1割の〝真打ち〟の年寄りは、残りの9割は他人様のおかげを蒙っていることを自覚する必要があります。

ぼけの進行を遅らせる薬はない

今、ぼけの進行を遅らせるといって使われているくすりは、4種類あります。しかし、本来の意味で、進行を遅らせることができるくすりは、一つもありません。進行を遅らせるといえるためには、脳神経細胞が死滅していくのを抑えることができなくてはなりません。でも、それは、できない相談なのです。

しかしながら、現実には、患者や家族は、ぼけの進行を遅らせられると思い込まされて、くすりをもらっています。

発売が一番古く、代表的なくすりである「アリセプト」で考えてみましょう。アリセプトの添付文書には、はっきりと次のように書かれています。

「病態そのものの進行を抑制するという成績は得られていない」

では、アリセプトには、どんな作用があるのでしょう。副交感神経という自律神経を興奮緊張させる神経伝達物質にアセチルコリンという化学物質があります。

ふつう、このアセチルコリンはこれを分解する物質によって消滅します。アリセプトは、この分解物質に対する阻害作用があり、アセチルコリンの減少を抑えます。

ぼけが進行するというのは、脳神経細胞がどんどん死滅して減るということです。当然、その細胞から出るアセチルコリンの量も減ることになります。

つまり、脳神経細胞を水源にたとえますと、水源が涸れると水量は減ります。そこで、ダムをつくって貯めて水量を増やそうというわけです。

ぼけの初期の段階では、あるいは、水量を増やすことで、一時症状が軽減することはあるかもしれませんが、水源は涸れる一方ですから、時間が経つにつれ、ダムとしての効果はなくなります。

水源が涸れるのをなんとかできなければ、進行を遅らせるということなど、できないはずです。しかし、おくすり手帳にも、進行を遅らせるくすりです、などと書かれているのは、困ったことです。

副交感神経は、気管とか心臓とか胃腸などの内臓にも分布しています。

こちらの方では不足していませんので、ダムをつくると溢れかえって副作用が出ることがあります。多いのが胃腸器官で、吐き気や嘔吐、下痢です。心臓では脈がゆっくりになって、めまいや失神を起こしたり、気管では喘息（ぜんそく）が起きたりします。

治らないまでも進行を遅らせることができるならと、わざわざ、遠くの大病院や大学病院の専門医を頼りに通院している患者や家族が、周囲に結構います。

専門医ですから、「根本的にはどうにもならないよ」とはいいにくいのでしょうが、進行を遅らせられるなどといって〝マインド・コントロール〟すべきではないと思います。

ぼけの薬で粗暴に変身することも

最近では、脳のCT検査の結果、少しでも脳味噌が縮んでいると、アルツハイマー型とレッテルを貼られ、何ら問題のある症状がないにもかかわらず、すぐにぼけのくすりが処方されてしまいます。

その結果、時には、おとなしかった人が、副作用のために変身し、粗暴で手のつけられない状態になったりします。その時、くすりの影響なので中止すれば済むはずなのですが、往々にして、くすりをそのままに、さらに精神病に使うくすりを上乗せされ、紐の代わりに化学物質をもってムリヤリ縛り上げて、おとなしくさせられたりしています。

そうならないまでも、こんなに穏やかな人に、なぜぼけのくすりが必要なんだろうかと思うケースに、老人ホームでは、よくお目にかかります。

また、さらに進行したぼけの末期と思われる人には、２種類のぼけ用のくすりが最高量、使われています。もう、ねたきりで意思の疎通も全くできず、食事も全介助で、くすりもゼリー固めなどして、やっとの思いでのませている状況です。

もはや、こんな状態でくすりを服用させる意味はないと考えて、減量や中止をしようと思うのですが、家族は少しでも進行を遅らせるくすりと刷り込まれていますから、滅多に賛同してくれません。

「専門のエライ先生の処方したものを、たかが老人ホームの医者の分際で、減らすとか止めるとかを口にするのは何ごとか、この不届き者め!」というわけです。

介護職員も、強力に〝マインド・コントロール〟されている人種です。「そういうことは、ご家族さまの諒承（りょうしょう）を得ませんと……」と。まさに、四面楚歌です。

しかし、これは、医療資源のムダ遣いです。枯れ木に〝肥料〟といってもいいでしょう。でも、残念ながら、現状ではどうにもなりません。

どんなに頭を使っても、ぼける時はぼける

過日、国立長寿医療研究センターなどのチームが、ぼけを発症する危険性の高い８要因をまとめたとの報道がありました。

これは、愛知県、秋田県、石川県の約３３００人を、３年から16年追跡した４つの研究をもとに、分析した結果だそうです。

それによりますと、脳卒中の経験のある人では、ない人の２・６倍、糖尿病のある人はない人に比べて１・７倍、心臓病の人は１・５倍ぼける可能性があるということです。

また、握力の弱い人（男性で26キロ未満、女性で18キロ未満）は２・１倍、学校教育の年数が９年以下、つまり中卒の人は高卒以上の人に比べて、２倍、うつ傾向のある人は、ない人に比べて１・６倍、難聴の人は１・４倍、ぼけやすいとのことです。

そして、「予防には、普段から頭を使い、生活習慣病やうつを予防し、体力維持に努めることが重要だ」と結んでありました。

私は、このような調査結果に接して、いつも思うのですが、何倍とか何割多いとかいう場合には、くり返しになりますが、実数を示してほしいのです。

どういうことかといいますと、2倍というのは、100人中2人が4人になったのか、40人が80人になったのかということです。また、50％多いというのも、2人が3人になったのか、60人が90人になったのかということです。

調査結果に嘘はないのでしょうが、2倍といったところで、2人が4人になったようなものなら、そんなに注目すべきことなのかということです（統計学的に意味があったとしても、です）。

頭を使っていれば、ぼけないかといえば、そんな保証はどこにもありません。なにしろ、頭を使っていた大学の先生で、ぼけた人がゴマンといるわけですから。

また、体力維持に努めて、ロコトレ（ロコモーション・トレーニング）を一所懸命やっていた身体の丈夫な人が、頭が不自由になった場合には、徘徊などして手に負えなくなります。

とにかく、昔から、ぼけの予防には、頭を働かせろ、手先を使え、身体を動かせなど、いろいろいわれています。しかし、ぼける時はぼけるのです。楽しんでやるのならまだしも、ぼけ予防のため、やりたくもないのにムリにやるのは、考えものです。ぼけの予防に、確実なものは、一つもありません。

ぼけの完全な予防法は「ぼける前に死ぬこと」

あっ、確かな完全予防法が一つありました。それは、「ぼける前に死ぬ」ということです。ぼけの最大の危険因子は加齢です。つまり〝生きすぎ〟に注意というわけです。

ぼけ予防　目の色変えても　やはりぼけ

ですから、私は「こうしたら、ぼけない」との、まことしやかな言説に接すると、いつも腹の中で毒づいています。

「ようし、あんたそれだけわかっているのなら、絶対にぼけるなよ、万一、ぼけでもしたら、承知せんぞ」と。

だいたい、こういうことをいう専門家と称する人達の年齢は、50代から60代前半です。〝真打ち〟昇進者で、この手のことを、軽々しく口にする人は、ほとんどいません。なぜなら、わがこととして、どうしても考えざるを得ないからです。

というわけで、ぼけの予防法を声高にいい募った人の名前は、ちゃんと覚えておくようにしようではありませんか。もしも、その人自身がぼけるようなことがあれば、いいっ放しは許しません。〝人心攪乱（じんしんかくらん）〟で断罪しなくてはなりませんので。

ぼけを早期に発見する利点はない

ところで、最近は、根本的な治療法がないにもかかわらず、ぼけの早期発見が声高にいわれ始めました。物忘れはあるけれど日常生活に差し支えのない、まともとぼけの中間的状態を軽度認知障害（ＭＣＩ）と呼んでいます。そして、本物のぼけに移行するのを防ぐためと称して、食生活の改善や、頭を使いながら少し早足で歩くコグニサイズを勧めています。なにしろ、最近の調査では、65歳以上の人口の13％、約４００万人いるといわれているわけですから。

ただ、本物のぼけに移行するのは半分くらいで、残りは、そのままの状態で留まったり、まともに戻ったりするともいわれています。

医療は人生をより豊かに、より幸せにするために利用するはずのものです。しかるに、全員が本物のぼけに移行するわけでもないのに、また、本物に移行するケースか見分けられないのに、早くからレッテルを貼り、あたかも本物に移行する前段階の如く脅すことがどうなのか、じっくり考えてみるべきでしょう。

ぼけを早期発見する利点は何でしょう。よく挙げられるものに、将来設計ができることと、周囲がぼけた時のかかわりを、前もって学んでおけることがあります。

たしかに、きちんと受け取められる場合は、当てはまるでしょうが、執行日が近未来に確定している「がん」の場合でもなかなかです。

まして、私達は、どういう状態でいつまで生きるかわからない、いわば〝未決の死刑囚〟ですから、とてもそのような余裕は持てず、抱くのは恐怖以外のなにものでもない気がします。周囲も、医療に対して過大な期待を抱かされていきますから、くすりが何とかしてくれるぐらいにしか考えられないと思います。

従って、私には、とても、そんなに早期発見のメリットはあるようには思えないのです。ですから、日常生活にそれほど差し支えないなら、あまり物忘れ外来などに近寄らない方がいいよと、周囲にはいっています。

翻って、私自身のことを考えてみますと、最近は、あれ、それと代名詞を使うことが多くなりましたし、物忘れもひどくなりました。もっとも、最近の出来事は、物忘れというより、端から取捨選択して、余程の中身でない限り覚えないようにしていますから、忘れようがないというのが実情です。

ただ、近頃は、何か頼みごとをしようと思って尋ねた相手が、先に話しかけてくると、何を頼みに来たのか出てこなくなったり、何かを取りに行ったのに、その場所に到着しても、何のためにこの場所に来たのかわからなくなることがよくあります。そして、戻る途中で思い出したりすると、誰も褒めてくれませんから、

「わあ、今日は絶好調だ」と自分で褒めることにしています。

だいたい、年を取れば、脳味噌が縮んで、容量が減っているわけですから、いのちにかかわることとか、大損するとか以外の余計なことは、覚えていなくていいと割り切ることにしています。それが〝真打ち〟に昇進した者の〝特権〟なのです。

予防できない予防注射

毎年、冬になると憂鬱になります。それは、インフルエンザの予防接種をしなくてはならないからです。

一般的には、あの注射を打てばインフルエンザにかからない、注射が予防してくれると考えられています。しかし、あの注射がインフルエンザを撃退してくれるわけではありません。

無毒化したインフルエンザウイルスのかけらを体内に入れると、抗体という抵抗勢力がつくられます。この抗体が、本物のインフルエンザウイルスが侵入してきた時に、戦ってくれるのです。

ところが、この抗体産生能力は、年齢とともに衰えるものなのです。

しかも、この抗体は、インフルエンザウイルスの侵入口である、のどや鼻の粘膜にできるのではなく、血液の中にできるのです。侵入口では撃退できませんから、予防はできません。だからインフルエンザにかかるのです。

しかし、血液の中で抗体が待ち構えているので、重くなるのを防ぐことができるかもしれません（流行の株がうまく合えば）。

インフルエンザウイルスは、様々に変異します。その年に流行する株の予想は春頃に決められます。これはワクチンを製造するのに時間がかかるためです。従って、予想が外れると、ワクチンを打っても、全く効かないことになります。

それに、前述のように、抗体をつくる能力は、年齢とともに衰えます。

ですから、毎年どこかの老人ホームで、予防接種をしていたにもかかわらず、何人もの死者が出るわけです。

もし、予防接種をしていなければ、やっていないからではないかと騒ぐマスコミも、「やっていて死ぬとはどういうこっちゃ。打っても効かないということではないのか」などと報道することは、まずありません。ワクチンメーカーは大事なスポンサーですから、仕方ありません。諦めましょう。

厚生労働省において「平成28年今冬のインフルエンザ総合対策について」がまとめられ、医師会を通じて回ってきました。

それによりますと（「資料3」参照）、ワクチンに効果はあるのかという問いに対し、

「インフルエンザワクチンは、接種すればインフルエンザに絶対にかからない、

資料3　今冬のインフルエンザ総合対策の推進について

今般、厚生労働省において、「平成28年今冬のインフルエンザ総合対策について」がとりまとめられ、日医をとおして周知、協力方依頼がありました。

本件では、今冬のインフルエンザ総合対策についての具体的対策として、専用ホームページの開設、インフルエンザ予防の啓発ツールの作成・電子媒体での提供、インフルエンザQ&Aの作成、流行状況やワクチン・治療薬等の確保状況等の情報提供、「咳エチケット」の普及啓発、予防接種、施設内感染防止対策の推進、相談窓口の設置等を掲げています。

全文を掲載しておりますので、ご確認くださいますようお願いいたします。

Q18　ワクチンの接種を受けたのに、インフルエンザにかかったことがあるのですが、ワクチンは効果があるのですか?

インフルエンザにかかる時はインフルエンザウイルスが口や鼻から体の中に入ってくることから始まります。体の中に入ったウイルスは次に細胞に侵入して増殖します。この状態を「感染」といいますが、ワクチンはこれを完全に抑える働きはありません。

ウイルスが増えると、数日の潜伏期間を経て、発熱やのどの痛み等のインフルエンザの症状が起こります。この状態を「発症」といいます。ワクチンには、この発症を抑える効果が一定程度認められています。

発症後、多くの方は1週間程度で回復しますが、中には肺炎や脳症等の重い合併症が現れ、入院治療を必要とする方や死亡される方もいます。これをインフルエンザの「重症化」といいます。特に基礎疾患のある方や御高齢の方では重症化する可能性が高いと考えられています。ワクチンの最も大きな効果は、この重症化を予防する効果です。

※平成11年度厚生労働科学研究費補助金　新興・再興感染症研究事業「インフルエンザワクチンの効果に関する研究(主任研究者:神谷齊(国立療養所三重病院))」の報告では、65歳以上の老人福祉施設・病院に入所している高齢者については34〜55%の発病を阻止し、82%の死亡を阻止する効果があったとされています。

以上のように、インフルエンザワクチンは、接種すればインフルエンザに絶対にかからない、というものではありませんが、ある程度の発病を阻止する効果があり、また、たとえかかっても症状が重くなることを阻止する効果があります。

ただし、この効果も100%ではないことに御留意ください。

というものではありませんが、ある程度の発病を阻止する効果があり、また、たとえかかっても症状が重くなることを阻止する効果があります。ただし、この効果も100%ではないことに御留意ください」（傍点は筆者）

とあります。

これを、どう考えるかです。

前述のことを踏まえて、私には、強制接種は税金の莫大なムダ遣いのような気がしてなりません。今後も、年寄りは増え続けますから、公費負担はふくらみ続けます。きちんと、インフルエンザワクチンの効果と限界を国民に周知し、任意接種に切り替え、低所得者の人達のみの助成にすべきではないでしょうか。

そして、同じお金を使うなら、使い道を考えて、もっと将来のある、子どもや若者へ回した方がいいと思います。特に、私達〝真打ち〟は、よく考えてみなくてはいけないのではないでしょうか。

現在、〝真打ち〟に昇進している私の場合は、2009年以来、予防接種はしていません。2009年は、〝新型インフルエンザ〟流行の騒ぎがあった年です。

その時、一般紙に「新型インフルエンザワクチン接種について」という政府広報が掲載されました。そこには、はっきりと「重症化や死亡の防止には一定の効果が期待されます。ただし、感染を防ぐ効果は証明されておらず、接種したからといって感染しないわけではありません」（傍点、筆者）と書かれていました。

このようなお墨付きが出たからには、予防接種を受けなくても胸をはっていられます。以来、私は予防接種とはぷっつりと縁を切っています。

ただ、老人ホームでは、予防接種をしていても、毎年けっこうな患者が発生しますし、職員の中には、予防接種をしているのに、欲張ってA型にもB型にもかかる人がいます。こういう人達と接触しているわけですから、多分、私もかかっていると思います。おそらく、軽くかかって免疫を獲得し、他人にうつすという、タチの悪い人間に変身しているのではないかと考えています。

ワクチンという〝養殖もの〟の場合は、効果の持続期間が半年ぐらいといわれています（だから、毎年打たなければならない）。ところが、〝天然もの〟の場合は長持ちしますので、〝天然もの〟にかかって、重くなるのが防止されているのではないかと考えています。

肺炎球菌ワクチンに関しても、同様の考えを持っています。

肺炎の原因は、肺炎球菌だけではありません。年寄りの場合は、肺炎球菌が原因となっているケースは、3割程度といわれています。

今、多くの年寄りが誤嚥（ごえん）性肺炎でいのちを落としています。誤嚥は、飲食物というより、唾液が気道に落下して起きることが多いのです。口の中には、細菌が沢山いますが、年をとると細菌の組成が変わり、嫌気性（けんきせい）細菌（酸素のない条件下で生育する細菌）が増えます。肺炎球菌は、嫌気性細菌ではありませんから、ワクチンは肺炎球菌には全く効果がありません。また、抗体産生能力も、年齢を重ねるほど衰えるはずです。

ところが、あのワクチンが肺炎から身を守ってくれる、打っておけば百パーセント安心と、日本人は〝マインド・コントロール〟されています。

ですから、傾眠がちになっている「看取り期」のケースでも、食が細って体重が減ってきている「看取り期」寸前の場合でも、ワクチン注射の希望が、家族から出されます。

「看取り期」の場合は、体力が衰えてきていますから抗体産生は怪しいですし、何よりも異物を注射するわけですから、不測の事態が起きないとも限りません。そこで、ワクチンは打たない方がいいと助言しています。

それ以外の、そろそろ看取りかと思われるケースや、全く自力経口摂取ができず、食事全介助で、時々噎(む)せるような利用者に対して、ワクチン接種の要望が出された場合、〝なんだかなあ〟という思いを禁じ得ません。

しかし、なにがしかの利鞘は施設に入りますし、宮仕えの身ですので、辛抱して注射を打っています。

今、5歳刻みで行政からワクチン注射の連絡がきます。私の場合も、一昨年75歳でしたから、通知をもらいました。もちろん、しませんでしたけれども。

しかし、お上に弱い日本人です。あの通知がくれば、絶対に受けなくてはいけないと思い込んでいる人が圧倒的に多いようです。

公費の助成がついてから、ワクチン供給メーカーの、タレントを使ってのテレビのコマーシャルに拍車がかかりました。当初は、メーカーの宣伝か政府の広報かまぎらわしく、政府の広報と勘違いした人が多く、政府が勧めていると誤解を生みました。

莫大なコマーシャル料を支払っても、まだメーカーは儲かるのです。

ここでも私達〝真打ち〟に昇進した年寄りは、ワクチンの効果を限界と考え、子どもや孫の将来を思いやって行動すべきではないでしょうか。

少なくとも、自力でのみ食いできなくなれば、インフルエンザワクチンも肺炎球菌ワクチンも、繁殖を終えていれば、いわんや〝真打ち〟においては寿命が近いと考え、事前に辞退を表明しておこうではありませんか、ご同輩。

業界用語はわかりにくい

医療の世界では、普段、頻繁に使われている業界用語でも、素人の患者には、まともに理解されていない言葉が多々あります。

以前、勤務医時代に、「食間」にのむくすりを、食事中に一時中断して服用していた人や、座薬を正座してのんで「あんなにのみにくいくすりはおへんなあ」と苦情をいってきた年配のご婦人がいました。

「頓服」とか「悪心」とか「禁忌」などもわかりにくい言葉のようです。

また「非特異性」を「人喰い性」と誤解されたり、CTの検査を、身体を輪切りにする検査といわれて、輪切りにされてしまうのかと恐れられたり、「目薬をさす」というと、目玉を刺されるのかとびっくりされたりと、日本語の表現には、なかなか難しいところがあります。

さらに「牛眼」「鵞口蒼」「魚鱗癬」など、見るからにおどろおどろしい表現もあります。

たしかに、医療や介護の現場では、患者や利用者は強い不安や期待をもっていると考えられます。そこで、できるだけ不快の念を起こさせない配慮と、わかりやすい表現をすることは必要でしょう。しかし、そのために、実態をぼかして、なんでも婉曲的表現にすれば済むというものでもないと思います。

また、最近では、言葉狩りではないかと思えるケースに、しばしばお目にかかります。進歩的（?）な人たちなのでしょう。「障害」の「害」がよくないので「障がい」と表記するのです。私などは、それをいうなら「障害」の「障」も、さわるという意味でよくないので「しょうがい」と表記すればいいのではないかと、内心毒づいたりしています。

とにかく、こういうことにこだわる人達には、どことなく胡散臭さを感じ、同じ部屋の空気は吸いたくない心境です。

いい換え言葉で、わけのわからない用語に「認知症」があります。「認知機能低下症」では長ったらしいので縮めたともいわれますが、あれはいただけません。もし、アルツハイマーさんが生きていて、「アルツハイマー型認知症」などというのを耳にすれば、「なんじゃ、それは」と腰を抜かすこと請け合いです。どうにも私は使う気になれません。

ただ、介護保険の「主治医意見書」にだけは、涙を呑んで使いますが、それ以外は、金輪際使いません。診断書には「痴呆（ちほう）」、講演の際や原稿では、「ぼけ」か「頭が不自由」を使っています。

「痴呆」をいい換えたい気持ちもわかりますが、介護現場では「認知が進んで」などと、わけのわからない使われ方をしています。もっと内容のきちんとわかる用語にしてほしいと思います。

第二章　「延命医療」と〝延命介護〟が穏やかな死を邪魔している

人間には穏やかに死ねるしくみが備わっている

生まれつき、私達の身体には、穏やかに死ねるしくみが備わっています。いや、これは私達だけでなく、犬や猫にも備わっていると思われます。しかし、現今、可哀相なことに、ペットになった犬や猫は、無慈悲な飼い主のせいで、この天から与えられた能力を発揮できずに、動物病院で非業の最期を遂げています。

人間においても同様、穏やかに死ぬのを邪魔しているのが「延命医療」であり、〝延命介護〟なのです。

昭和30年代までは、自宅で、点滴注射や酸素吸入をされることもなく、ムリヤリ口の中へ食べものを押し込まれることもなく、好きなものを、ムリせず食べられるだけという状況で、みんな穏やかに死んでいったのです。死は、日常の出来事でしたから、代々、文化として受け継がれていたのです。

ところが、医療保険制度が整備され、核家族化が進んで介護力が減り、老人医療の無料化などがあり、死にかけると病院へという流れになり、人が自然に死んでいく時はどういう様相を呈するのかということが、わからなくなってしまいました。そして、未知なるがゆえに、恐ろしいものに変貌した結果、見ないように考えないようになってしまったのです。

もちろん、その背景には、こんなに進歩したといわれているのだから、医学が「死」すらも解決してくれるのではないか、との過大な期待があったのも事実でしょう。

「自然死」の実態

「自然死」（老衰死）に関しては、前著（『大往生したけりゃ医療とかかわるな』）で詳しく述べました。

すなわち、のみ食いしなくなった「飢餓・脱水状態」では、脳内に麻薬様の化学物質である、β-エンドルフィンが分泌されていい気持ちになり、また、「脱水」により意識レベルが低下して、ウトウトして傾眠がちになります。

また、この頃になると、息遣いがおかしくなります。たとえば、何十秒か息が止まったり、息の仕方が大きくなったり、小さくなったり、喘ぐような息の仕方をしたりします。

呼吸というのは、空気中の酸素を体内に採り入れるとともに、体内で発生した炭酸ガスを体外に排出するガス交換のことです。ですから、呼吸の仕方が悪くなると、酸素が充分に体内に入らなくなるので「酸欠状態」になり、また、炭酸ガスがきちんと排出されないため、「炭酸ガス」が溜まることになります。「酸欠状態」でも、β-エンドルフィンが分泌されますし、「炭酸ガス」には、麻酔作用があります。

つまり、死に際の「飢餓」や「脱水」、「酸欠状態」や「炭酸ガスの貯溜（ちょりゅう）」すべてが、穏やかに死ねる手助けをしてくれるというわけです。ですから、前述のように、私達の身体には、生まれながらにして安らかに死ねるような、自然の絶妙なしくみが備わっているということになります。

というわけで、「死ぬ」ということは、ぼんやりとしたまどろみの中で、いい気持ちでこの世からあの世へ移っていくことですので、辛くも苦しくも淋しくもないのです。

死は、ごく自然の出来事ですので、そんなに苛烈であるはずがありません。もし、そうでないなら、私達のご先祖は、みんな苦悶しながら、死んでいったことになってしまいます。

私は老人ホームで500例以上の自然死を見てきた経験から、医療や介護の邪魔が入りさえしなければ、「死」は穏やかなものであると確信しています。

しかし、世間ではここ40～50年、死にかけたら病院というコースが定着し、「自然死」が私達の周囲から消えてしまいました。国民の大多数が「自然死」を知りません。もちろん、病院の医者や看護師も知りません。病院は、最後までできる限りの医療処置をするところですから当然です。

今、世間では、「孤独死」が問題視され、一般的には、「惨め」「可哀相」と考えられています。しかし、私は、自然死の観点から、こんないい死に方はない、「死に方」だけとれば、理想的だと思っています。

「死に時」がきたら食べなくなるのは自然の摂理

日本人は、食べないから死ぬと、どうしても思ってしまいがちですが、そうでないことは『大切な人の看取り方』(デニー・コープ著、上野容子・こやまはるこ訳、飛鳥新社)に、わかりやすく述べられていますので、少し長くなりますが、次に引用します。

死が近づき、食べたり飲んだりしなくなると、家族はなるべく楽にしてあげようと、栄養チューブや点滴投与をしたくなります。これは家族の、餓死してしまうのではないか、脱水症状で死んでしまうのではないかという恐れからくる思いこみに他なりません。

食べ物や飲み物を摂取しなくなることが、ごく自然なことであること、また、それによって実際に死を迎えようとしている人は、むしろ快適であると理解することが大切です。

亡くなりつつある人の身体は、傷を治したり、命を維持継続する必要がもはやないため、食べ物や飲み物を摂らなくても苦しくないのです。

死が近づきつつある段階で、食べ物や飲み物を摂らなくなると、鎮痛作用がむしろ高まります。これにより気持ちが安らかになり、病気が引き起こす痛みが軽減します。

そしてがんに関しても、次のように述べられています。

ガンの進行中は、食べるとほとんどの栄養が、ガンに奪われてしまいます。
しかし、食欲が減退し、少ししか食べないと、ガンにあまり栄養が回らないため、ガンの進行は遅くなります。

人間の身体の反応には、何らかの意味があると考えるべきでしょう。
また、呼吸器の病気についても、次のように書かれています。

進行した呼吸器疾患や、肺の病気にかかっている人の場合も、疲れた心臓や肺が必要以上に働かなくてもいいように、身体はエネルギーをなるべくたくわえようとします。食べたり消化したりするには、エネルギーが必要です。

食欲が減退して食べなくなると、身体はエネルギーを、より大事な機能へ、つまり心臓を働かせ続けることや、呼吸することの方へ回そうとします。

私たちは、徐々に食べなくなっていくと、『餓死してしまうのではないか』という不安にかられます。でも実際のところ、亡くなっていく人は、自然に食欲が減退していくので、今まで食べてきたような量の食べ物は、もはや必要としなくなります。


以上のことは、どの臓器の場合も、同様と考えていいと思います。

さらに、看取る側の心得についても、次のように述べています。

看取る側にできることは、亡くなっていく人の言うことに耳を傾ける勇気を持つこと、そして、そのことを理解してあげようとすることです。

とにかく彼らのペースで物事を進め、それに対して細やか、かつ適切に対応することです。そうすれば、もはや食べ物や、食べさせることで、その人を助けることはできないと気づくはずです。

同時に、その人が死のプロセスにあることを、認めざるを得ないでしょう。

このことは、最初の段階では、とてもつらいことに違いありません。

でも、現実を見つめ、悲しむと同時に、亡くなろうとしている人に、どうやって食べ物以外のことで手を差し伸べたらいいか、どうやってそのプロセスに関わっていけばいいのかを考えてみてください。

「看取り期」においては、医療のみならず、介護の面でも、

一、死にゆく自然の経過を邪魔してはいけない
一、死にゆく人間に無用な苦痛を与えてはならない

と、いっているのです。

「老衰」は「成長」と逆のコースを辿る

看取りにあたっては、医療者や介護職はもちろん、家族も、守らなくてはいけない鉄則というものがあると思います。それは、くり返しになりますが、

一、〝枯れる〟自然の過程を邪魔しない（枯れて死ぬのが、一番自然で、楽で、穏やかなのです）
二、死にゆく人間に無用な苦痛を与えてはならない

この2つです。

生きものは、生きるためには、のんで食べなくてはなりません。しかし、寿命

がきて、生きる必要がなくなれば、のみ食いしなくなるのは当然です。

老い衰え、死に向かう過程は、成長のそれと逆のコースを辿（たど）ります。すなわち、成長の場合、生まれた赤ん坊は、すぐおっぱいに吸いつきます。のみ食いをするのが、最初に獲得する能力です。それから時間をかけて坐れるようになり、立てるようになり、歩けるようになり、そしておむつもはずれる、とこのようなコースです。

これに対し、旅立ちに向かう場合は、成長のコースとは逆の順序で、体力がなくなり、だんだん歩けなくなり、立てなくなり、坐れなくなり、ねたきりになり、いつの頃からかおむつをするようになります。そして、最後に残された、生きるのに必要な基本的な最低の能力が、のみ食いできることなのです。

つまり、のみ食いができなくなれば、あるいは、しなくなれば、それは、寿命がきたということなのです。しかし、現代の日本人は、なかなか、この「寿命」

ということが理解できなくなっているようです。

ムリヤリ「自然死」をさせたりはしない

体重が減少すれば、当然、体力が落ちることになります。そして、前述のように、旅立ちのコースに入ることになります。すなわち、今まで歩けていたものが歩けなくなり、立ち上がれたものが立ち上がれなくなり、きちんと坐れていたのが傾いてしか坐れなくなるということです。

こうなった時点で、私は家族に（本人は判断力が失せているので）胃瘻造設を希望するかどうかの話をすることにしています。現状では一応、おうかがいをたてておかないと、後で「そんないい方法があるのに、なぜ教えてくれなかったのか」とえらい剣幕で、談じこまれることになるからです。

そして、家族が胃瘻をして延命してやりたいと希望すれば、紹介状を書いて病院へ行ってもらいます。決してやらない方がいいなどと説得はしません。「私としては、あまりお勧めしませんけれど……」の一言ぐらいはつけ加えますが、それ以上は口出ししません。なぜなら、医療について〝マインド・コントロール〟されている人達には、何をいっても通じないからです。これ以上のことをいうと曲解されて、「年寄りのいのちをいのちとも思わない、とんでもない医者がいる」と行政に垂れ込まれ、思いがけない面倒に巻き込まれる虞れが大なのです。従って、あとは病院任せということになります。

一方、「胃瘻造設はしない」、自然に任せたいとの確約がとれますと、人間が自然に死んでいく場合、どんな様相を呈するか、その過程の説明に入ります。そして、何度もくり返し説明します。これを怠りますと、自然死をみるのは、初めてという方が多いので、わずかの状態の変化にも驚き、「あのままで大丈夫なんですか」「病院へ連れていかなくていいんですか」と大騒ぎすることになってしまうからです。

さらに、医療では、まだ末期ではないのに末期とみなしてしまう〝みなし末期〟を問題にする人がいますが、介護施設においては、〝みなし看取り〟というのはありません。

なぜなら、介護職は、最後までできるだけのみ食いさせようとするからです。医療側が、もう口からは入れない方が本人のためと思い、あるいは、それをいっても、介護職は、食べないから死ぬと思い込んでいますので、聞く耳を持ちません。というわけで〝延命介護〟が行われているので、〝みなし末期〟はありえないことになります。

「表1」をみて頂きますと、同和園の特別養護老人ホームでどのくらい看取っているかがわかります。前著（『大往生したけりゃ医療とかかわるな』）では、平成22年度まででした。その後は、平成23年度が55名中39名で70・9％、平成24年度は59名中48

表1　同和園で亡くなった方の状況（平成15年度～平成27年度）

年度	特別養護老人ホーム	養護老人ホーム	がん死
平成15年度	46名（21名）	1名（0名）	5名（1名）
平成16年度	45名（27名）	4名（2名）	2名（0名）
平成17年度	28名（16名）	6名（4名）	5名（3名）
平成18年度	48名（24名）	8名（1名）	5名（2名）
平成19年度	36名（22名）	8名（3名）	5名（2名）
平成20年度	57名（34名）	4名（2名）	15名（10名）
平成21年度	43名（23名）	4名（1名）	7名（4名）
平成22年度	53名（36名）	7名（3名）	8名（5名）
平成23年度	55名（39名）	13名（8名）	7名（4名）
平成24年度	59名（48名）	5名（2名）	7名（5名）
平成25年度	43名（34名）	6名（3名）	1名（0名）
平成26年度	62名（54名）	5名（3名）	7名（6名）
平成27年度	76名（63名）	8名（3名）	10名（8名）
計	651名（441名）	79名（35名）	84名（50名）
看取り率	67.7%	44.3%	59.6%

＊特別養護老人ホーム 288名　養護老人ホーム 90名
＊（　）内は同和園での看取り件数

名で81・3％、平成25年度は43名中34名で79％、平成26年度は62名中54名で87％、平成27年度は76名中63名で82・8％です。

平成27年度からは要介護3以上の重度者しか入所できなくなりましたので、滞在期間も短くなり、死亡者も増えましたが、80％を超えています。

自分でのみ食いできなくなれば「寿命」

自力でのみ食いできなくなれば「寿命」というのは、あらゆる生きものに共通の、自然な最期の姿です。人間とて、例外ではないはずです。

しかし、現在の日本では、「寿命」ということが理解できなくなっています。

前述の通り、生きるために、のんで食べるのはあたりまえです。逆に、死んでいくのに、のみ食いする必要がありません。つまり、もはや身体が要求しないのです。ですから、「腹も減らない」し、「のども渇かない」のです。

ところが、今の日本人は、「死に時」がきたから食べないということが理解できず、「食べないから死ぬ」と思い込んでいます。

そこで、医療的には、鼻チューブや胃瘻をつくって強制的に流動物を入れたり、点滴注射の登場となるわけです。また、介護の場面では、長時間かけて、口からムリヤリ食べものやのみものを押し込むという仕儀になるわけです。

しかし、これらは、本人の身体が、もういらないといっているのに、強いる行為ですから、本人の負担と苦痛は、計り知れません。たとえば、身体がいらないといっているのにムリに押し込まれれば、吐くことになります。また、血管内にムリに水分や養分を入れられても、身体が利用できる状態ではありませんから、むくんだり、気道からの分泌が増えますので、痰の吸引を何回も行って苦しめることになるというわけです。

これらは、死にゆく人間に無用の苦痛を与えてはならないという鉄則に抵触します。人道にもとる所業といっていいでしょう。

〝延命介護〟は止めるべき

〝延命介護〟とは、何やら耳慣れない用語です。それもそのはずです。これは、私の造語だからです。

両手の麻痺がないにもかかわらず、自分でのみ食いしなくなった年寄りに、介護者が、介助でのみ食いさせることを指します。従って、食事の一部介助は〝延命介護〟の始まりであり、食事の全介助は、完全な〝延命介護〟といっていいと思います。

食欲は、本能です。両手とも麻痺していればともかく、片方でも動けば手摑みででも食べるはずです。手を付けなければ、「死に時」が近づいている証拠といっていいでしょう。

しかし、介護現場には、「食べないから死ぬ」という強い思い込みがあります。その結果、どうしても、長い時間かけて、強制的に押し込んでしまいます。すると、身体がいらないといっているのに、ムリに押し込まれるわけですから、受けつけずに吐くことになります。また、のみこみも悪くなっていますから、のどのあたりに引っかかってゴロゴロといいます。そうすると、吸引という荒技を使って、ゴロゴロを除去する作業をして苦しめなくてはなりません。

もう欲しくないと言葉を発せられなくても、口を開かないとか、眉根を寄せるとか、溜息をつくとか、口の中にいれられたものをなかなかのみこまないなどの、何らかの合図を出しているはずです。このサインが読み取れないようでは、本当の意味で、プロの介護職とはいえません。

しかし、現実には、完食（業界用語で全部食べさせること）させることが、プロの介護職の腕の見せ所だと思っている人が多いのです。

たしかに、30分も1時間もかけて、時には、自分の休憩時間を割いてまでの熱意は多とするのですが……。

「ゆうべは、三口召し上がって頂きました（業界用語でムリヤリ口へ押し込むことを召し上がるといいます）」

「そうか、三口も召し上がられたか。よほど、悪い星の下に生まれたんだな、可哀相に」

と、私は同情を禁じ得ません。

ここで考えなくてはいけない大事なことは、自分達の思いを優先させるのではなく、この行為が本当に利用者のためになっているのか、ひょっとしたら負担をかけることになっているのではないかと、言葉を発せられない利用者でも、その態度や表情から類推することでしょう。

これができて初めて、真のプロの介護職といえるのではないかと思います。

手を付けなければお膳はそのまま下げる

介護保険の基本理念は、「自立支援」です。食事の「自立支援」とは、何でしょう。安易に介助して食べさせることではないはずです。もっとも、わが国の実情を考えますと、介護施設で食事介助をしなければ訴えられること必定でしょう。食べさせることでいい介護をしている、してもらっていると受け取る国民性を考えれば、当然です。

しかし、食事の「自立支援」とは、たとえば、食べ易い形に調理を工夫したり、不自由な手でも使いこなせる箸やスプーンを調達する、食べたくなるようなおいしい匂いを漂わせる。おいしいから食べてみませんかと促すなど、もう一度自力で食べられるように応援することではないかと思うのです。

本当は、北欧やオーストラリアのように、麻痺もないのに食事に手を付けなければ、そのままお膳を下げてしまうのが、一番いいのです。

ただ、こういう話をしますと、日本とは文化が違うという猛反発が、必ず出ます。しかし、日本でも、昭和30年代ぐらいまでは、口あたりのいいものを少しだけ食べさせる、食べる気がない時はムリには食べさせない、といった北欧と大して変わらない状況であったと思います。

日本では、今、すぐ、手を付けなければお膳を下げてしまうようなことは、実行できないでしょう。でも、少なくとも、介護にあたる人は、前述のように介助して食べさせる行為が、相手に負担や苦痛を与えていないか、本当に相手のためになっているかを、その表情や仕草から読み取る努力が必要だと思われます。

食事介助は〝拷問〟と心得るべし

日本人は、前述のように、食べさせてもらうことを、いい介護をしてもらっている、食べさせることがいい介護だと思いがちです。

しかし、「看取り期」においては、無用な苦痛を味わわせることにつながるわけですから、これは〝拷問〟と呼んでも差し支えないように思われます。

また、本人が手を付けない場合でも、口の中にものを入れてやるとのみこんだりします。そうすると、まだ意欲がある、生きたいと思っていると受け取る向きが多いのです。しかし、私は、これは意欲ではなく、単なる反射、入れられたから仕方なくのみこんでいるだけだと思うのです。本当に意欲があるなら、当然、手を伸ばすはずと考えるからです。

勝ち気な人なら、口をつぐんだまま開けないとか、ムリに押し込まれても吐き出してしまうでしょう。でも、気の弱い人なら、諦めてのみこんでしまうと思います。しかし、もはや、身体の方はいらないといっているわけですから、くり返しになりますが、量が多ければ吐きますし、のどにひっかかってゴロゴロいうと吸引という、無用な苦痛を味わうことになります。

では、このような〝拷問〟の憂き目に遭うのを避けるには、どうすればいいのか。

端から「自力でものが食べられなくなったら寿命と思え」といわれれば、〝真打ち〟はムッとするでしょう。ですから、私達〝真打ち〟の方から、自発的に「食事介助辞退」の宣言をしようではありませんか。これは限りある資源を、若い者のために少しでも多く残すための方策です。いかがでしょう、ご同輩。

「延命」は家族による合法的な〝復讐〟

死にゆく人間を苦しめて、自己満足するなどというのは、まさに、鬼の所業といってもいいと思います。

そこで、私は、「延命」は年金狙いか〝復讐(ふくしゅう)〟ではないかと思っています。

国民年金は額が少ないので論外ですが、税金のかからない遺族年金や障害年金、あるいは自営業の中には、高額の個人年金に加入している人がいます。こんな場合は、どんな姿でも生きていてもらいたいと思っても不思議ではありません。

もう一つは、〝復讐〟です。親らしいことをしてもらっていないとか、若い頃どんなに女性問題で苦しめられたかといったケースです。

老人ホームにも、恰幅（かっぷく）のいいハンサムな男性が一人、嘆願書のような延命拒否の事前指示書を持っていたケースがありました。「僕は、若い頃浮気をしました。家内は絶対に許してくれていないと思います」というわけです。もっとも、この奥さんは〝復讐〟はされませんでしたが。

ただ、困ったことに、ふつうは、目一杯の延命を行えば、「最後まで精一杯、手を尽くしてくれたんですね」と世間受けはいいのです。「できるだけの手を尽くす」ことが「できる限り苦しめる」ことになっているなど、つゆ考えられていませんから、この〝復讐〟は合法的なのです。

私なら「オレはオマエ達にそんなにひどいことをしたか」と化けて出てやるところですが、今のわが国では、化けて出るのは禁じられているのです。

つまり、子供の製造元は私になります。わが国にはPL法があり、製造物の責任は、私が負わなくてはなりませんので、化けて出られないのです。また、家内の場合も、そんなひどい女を女房に選んだのは私ですから、いわば自業自得という他はありません。そういうわけで、泣き寝入りするしかないのです。

それはともかく、別の極端な例では、食べられなくなっても胃瘻はしない、鼻からチューブ栄養はしないといっておきながら、夜中に心肺停止の状態で発見された場合、病院へ運べという家族が、依然として棲息しているのです。何のためにそんなことをするのかと尋ねても、ともかく病院へ運んでくれの一点張りです。

事切れている年寄りにAEDで電気ショックを与え、心臓マッサージで肋骨をボキボキ折るところまでしないと気がすまないということですので、余程、恨みが深いのだなと思う他はありません。何ということでしょう！

とにかく、〝復讐〟に他人様のお金（〝真打ち〟の医療費の自己負担は原則1割です）を使うなど、以ての外です。是非、自前でやらなくてはいけません。

〝枯れる死〟に協力する病院がやっと出てきた

前述のように、死ぬ時は枯れます。枯れて死ぬのが、自然で、楽で、非常に穏やかなのです。

しかし病院では、点滴注射などをして最後まで手を尽くします。その結果、むくんだり、気道からの分泌物が増えてのどがゴロゴロいいますので、吸引という荒技を使って苦しめたりしてしまいます。

同和園では、枯れるのを邪魔する点滴注射などは、「看取り期」の人間には一切しません。入院中の利用者が、もうダメと判断されたら、いつ退院させてもらっても引き取ります。その代わり、今している点滴注射の量を徐々に減らして下さい、鼻からのチューブ栄養も徐々に減らしてチューブは抜いて下さいとお願いしていたのですが、そんな馬鹿なことができるかと数年前までは取りあってもらえませんでした。

しかし、最近は、風向きが変わり、一部にこちらの要求を受け入れてくれる病院が出てきました。徐々に注入量を減らして、退院時に鼻からのチューブや中心静脈栄養のチューブを抜き、点滴注射も止めてくれるようになったのです。

本来、病院は死に場所ではありません。まして、救急車がどんどん入る急性期病院は、死にゆく年寄りがベッドを占領し、助かるはずの若い者を締め出すなどということがあってはなりません。

そのためには、私達老人ホームも、看取りもしっかり行う〝終(つい)の棲家〟としての後方支援施設という役目を担っているとの自覚を持つ必要があります。

さらには、「最後は病院で手を尽くして」という国民の意識改革も必要です。「できるだけの手を尽くす」というのは、くり返しになりますが、「できる限り苦しめる」ということと、ほとんど同義なわけですから。

最近の実例、2例をご紹介します。

1例目

89歳の女性です。脳血管障害によるぼけあり

ふだんから、よく噎せることがありましたが、高熱を発して、誤嚥性肺炎で入院しました。治療により一旦治癒しましたが、嚥下機能訓練中に再び肺炎を起こしました。これも治療により沈静化しました。けれども、経口摂取は非常に困難なため、病院側と家族側が話し合った結果、家族はこれ以上の延命は望まず、老人ホームへ戻って最期を迎えようということになりました。

ただ、私達としても、これですぐ、わかりました、どうぞというわけにもいきません。なぜなら、わが国の現状では、どの範囲までが家族なのか、その定義がありません。病院側と接触した家族だけが家族ではないわけです。極端な場合には、血のつながりがなくても同居していれば家族に入るのです。ですから、退院してくる前に、本当に家族内に一人の反対者もいないのかという確認をとります。

そして、私達老人ホームでは、点滴注射や鼻からのチューブ栄養もしないので、口からは一滴の水も入らないが、苦しむことなく穏やかで、平均7日から10日ぐらいで亡くなることを伝え、了解してもらいます。

この方についてては、鼻からのチューブ栄養の量を徐々に減らしてもらい、退院前日は500ミリリットルの注入量、退院日はゼロで、鼻からのチューブは抜去されて戻ってきました。そして、安らかな状態で、8日目に旅立っていかれました。

2例目

86歳の女性、アルツハイマー型のぼけあり

だんだん食べなくなり、意識レベルも低下、もともと糖尿病があり、高度な脱水で入院しました。治療によりよくなり、嚥下機能訓練を開始しましたが、摂食拒否が強く、全く口を開こうとしません。家族を呼んで胃瘻造設の話をしましたが家族は応じず、老人ホームへ戻っての看取りを希望しました。

そこで、1例目の方と同じ手順を踏んで戻ってきてもらいました。退院前日の鼻チューブからの注入量は400ミリリットル、退院日はゼロ、鼻からのチューブは抜去で戻ってきました。この方も穏やかに、11日目に旅立っていかれました。

ただ、この方の場合、帰園後1～2日間は、痰の吸引が1～2回必要でした。

これは、前述したように、注入量が本人の処理能力を上回っていたため、気道か

らの分泌物が増えてしまったからです。

病院からの情報提供書にも、注入量の漸減により、痰の吸引回数が、7〜8回から3〜4回に減ったと記載されていました。これは、明らかに、注入量の減少が痰の吸引回数に影響したことを物語っています。

園内の自然な看取りで、痰を吸引することは、まずありません。ですから、この方の場合、痰の吸引が必要だったのは、入院中の注入量が多すぎたことが原因だったと考えられるわけです。

第三章　年寄りの手遅れで無治療の「がん」は痛まない

安らかに旅立った「がん」の実例

時々「お前は、新鮮な（医療が手出しをしていない）末期のがんは、何の手出しもしなければ穏やかに死ぬなどといっているが、あれは嘘ではないか」と疑問を呈されることがあります。

そこで、実例を示し、その真偽のほどを確認して頂こうと思います。患者の名前や医療機関の名前は、差し障りがあるといけませんので消してあります。

まず、「資料4」は、近藤二郎さん（仮名）83歳の男性です。独居で、食欲が低下しており、やせて弱った状態で、緊急のショート・ステイ利用になりました。特別養護老人ホームに空きが出れば、そちらへ移ってもらう予定でした。そこで、主治医意見書を書いてもらうつもりで近所の病院を受診しました。

ところが、右の肋膜（ろくまく）に水が溜まり、酸欠状態にあるとのことで、精密検査のた

資料4

〒607-
京都市
医療法
電 話 (075) - 593-
(075) - 593-
FAX (075) - 593-
診療科名 救急内科
医師氏名

〒601-
京都市伏見区

医療法人
内科
先生 侍史 御中

(ID

診療情報提供書

平成 28 年 03 月 08 日

フリガナ
患者氏名
生年月日 昭和 7 年 月 日 生 (83 歳 男)
患者住所
電話番号 職業

紹介目的
結果報告

傷病名
#リンパ腫疑い

既往歴及び家族歴

症状、治療経過及び検査結果
平素より大変お世話になり、誠にありがとうございます。貴院よりご紹介頂きました
氏を診察させて頂きましたので結果をご報告させて頂きます。
氏は特に病院受診歴のない高齢男性で、ショートステイ利用中の患者様です。施設入所のための書類作成目的で 3 月 8 日に貴院を受診された際に、低酸素血症と右胸水貯留を認めたため精査目的に当院紹介となりました。
エコーでは両側に胸水貯留を認めましたが心機能は良好であり、心不全は否定的でした。CT を撮影したところ、頸部や縦隔、腹腔など全身のリンパ節が腫大しており、貴院で疑われていた通りリンパ腫が最も考えられます。酸素化改善と診断目的で胸水穿刺も考慮しましたが、胸水量が充分でない点や本人が安静を保てない点から施行は困難と判断いたしました。
安静時の酸素化は SpO2:80 台後半～90%程度で推移していますが、本人の自覚症状はなく、現在の生活を継続するには特に問題ないと判断して、本日はステイ先に戻って頂く方針といたしました。リンパ腫疑いについては、必要時に再度当院にご紹介頂ければと存じます。
以上、簡潔にですが経過をご報告させて頂きました。今後ともよろしくお願い申しあげます。

現在の処方

備考

め別の病院を紹介されました。

その病院で調べたところ、頸部をはじめ、身体のあちこちのリンパ節が腫れているので、悪性リンパ腫の疑い濃厚との診断を受けました。

酸欠状態に関しては、本人があまり苦しがっていないので、このまま様子をみてはどうかといわれ、当園に戻ってきました。

本人の状態は、どうみても「看取り期」であり、全身状態もよくありません。本来、私のところでは、ショート・ステイでは看取らないのですが、身寄りもなく主治医もおらず、すぐに特別養護老人ホームへ移れそうでしたので、このまま万一のことがあっても仕方ないかと思ったのです。その後も、ほとんどのみ食いせず、傾眠状態が続き、滞在11日目に安らかに旅立っていかれました。

「資料5」は、伊藤栄二さん（仮名）79歳の男性です。

資料5

平成27年3月11日
ID

診療情報提供書

医療機関名 同和園
担当医 先生 御侍史

(ﾌﾘｶﾞﾅ)
患者氏名　　様　　男
生年月日 昭和 10年 月 日 (79歳)

〒611-　京都府　　也
TEL0774-　FAX0774-
病院
救急総合
拝

紹介目的

診療情報提供

傷病名

#.食道静脈瘤破裂
#.HBV肝硬変 Child Pugh 8点B
#.大球性貧血
#.肝細胞癌

本文

前略 平素より大変お世話になっております.　　病院入院中吐血にて当院紹介となった患者さんが，検査・治療を受けられましたので御報告を兼ね，今後貴施設での御加療をお願い申し上げる次第です.

　　は食道静脈瘤による吐血にて2/22当院紹介となった患者さんです．受診当日EVLを合計6カ所施行し止血，3/4にEVL2回目施行しております．入院後吐血なく経過しております．また入院中に肝性胸水貯留認めましたが，胸水穿刺+利尿薬内服にて安定しております.
今後HBVによるHCC破裂や食道静脈瘤破裂のﾘｽｸありますが，親族より一切の連絡は不要との返事，後見人を立てられている状況踏まえ，救命処置は当院では施行致しませんので，当院ｶﾝﾌｧﾚﾝｽとお伝えしたとおり，急変時含め貴施設での看取り対応宜しくお願い申しあげます.

お手数おかけしますが今後とも宜しくお願い致します．草々.

統合失調症で長い間、精神病院に社会的入院を続けていましたが、病状が落ち着いているので、特別養護老人ホームへの入所申請が出されました。

私どもの方で検討した結果、近々入所の予定候補となり、事前面接に行き、入所の順番待ちになりました。

そのさ中に、大量の血を吐き、救急病院へ搬送されました。その結果、肝臓がんがあり、食道に静脈瘤（りゅう）が何カ所もあり、そこからの出血とわかり、一応止血の処置をしてもらいました。

そして退院ということになったのですが、以前入院していた精神病院は引き取りたくないといい、親族も一切かかわりたくないということで、手を伸ばしたお前のところが引き取れと、私どもの方へお鉢が回ってきました。

しかも、今後、肝臓がんの破裂や食道静脈瘤の破裂が再び起きるかもしれないが、何があっても決して連れてくるな、最後まで、そっちで面倒をみろとの注釈つきでした。

どこも引き取らないのなら仕方がありません。乗りかかった船というやつです。

でも、いつまた大量の血を吐いたり、お尻から血を流したりするかわかりませせん。この方は、B型肝炎から肝臓がんになったようですから、B型肝炎ウイルスの感染の問題がありますので、素手で血液に触れるのは危険です。

そこで、血を吐いた時は、保護色の赤いタオルケットか毛布で覆い、必ずゴム手袋をはめて、直接血液には触れないように現場には注意しました。そして、もし出血が多量なら、苦痛なくスーッと亡くなるだろうから心配しなくてもいい、とつけ加えました。

入所時は、まだ多少黒っぽい便（血液が混じっているため）でしたが、3〜4日で普通の色になりました。

そして、2カ月後には穏やかに亡くなりました。その間、血を吐くこともなく、また全く痛がることもなく、おなかに水も溜まらず、黄疸(おうだん)が出ることもありませんでした。

「資料6」は、井戸道雄さん(仮名)90歳男性です。

6年前に肝臓がんが見つかりましたが、本人に告知もせず、治療もしないまま、その後私どもの老人ホームへ入所しました。

そして、昨年になって食欲も落ち、やせてきたので、家族の希望もあって病院を受診しました。

結果は、案の定、がんが大きくなっていて、食欲の落ちた原因は、それであろうと告げられました。家族は、このまま何もせずに老人ホームでの看取りを希望されました。

そして、2カ月後には穏やかな最期を迎えられました。その間、「資料5」の

資料6

診療情報提供書

医療機関名 同和園附属診療所

中村　仁一先生御侍史　〒601-

医療法人
診療科　消化器内科
医師名

平成28年　5月　27日
初回報告

当院ID			TEL 075-　　代
患者様氏名		男性	生年月日 大正 15年 月 日 , 電話番号
住　所			
主訴又は傷病名	1　原発性肝細胞癌　末期stage 2 3		
紹介目的 患者に関する留意事項	ご報告		
既往歴及び家族歴			
診療情報 症状経過及び検査結果治療計画処方内容等	平素よりお世話になり誠に有難うございます。ご紹介頂きました上記患者様外来受診されました。採血、腹部超音波検査を施行しました。結果は別紙の通り、HCCの増悪、増大を認め、末期状態に入ったため食欲低下が出現したのではないかと考えております。2010年以降、特に治療も希望せず、告知もされておりません。最後は、ご本人、ご家族ともに貴院での安らかな最期を迎えたいとの希望がございますので、引き続きのご高診ご加療をどうぞ宜しくお願い申し上げます。この度は御紹介頂きありがとうございました。今後ともよろしくお願い申し上げます。腹部エコー画像、エコー所見用紙を同封させていただきます。 [所見] 【腹部超音波検査】 ＊呼吸操作不良です 肝臓: 大きさ(正)　辺縁(鋭)　表面(平滑) 内部ｴｺｰ(粗雑)　H/Rｺﾝﾄﾗｽﾄ(ー) S7には低エコー腫瘤　だるま状に2個並んでいます 全体で94.3mm大です 72.8×50.2×47.5mm 44.6×49.4×57.6mm 前回より増大しています 呼吸操作不良ですが、腫瘤辺縁や内部に血流シグナル (+) 右の肝静脈に接しています 静脈壁は保たれ、腫瘤浸潤などははっきりしません (呼吸操作不良のため断定はできませんが・・) 左肝内胆管は軽度拡張している印象		

医療法人

FAX 075-

フリーダイヤル

伊藤栄二さん同様、痛みもなく、腹水や吐血、黄疸なども一切ありませんでした。

「資料7」は85歳の女性です。突然、黄疸が出たので病院を受診しました。膵臓（すいぞう）の頭の部分にがんができており、そこが胆汁の出口になっているため、その部分が詰まり、黄疸が出たというわけです。そこをコイル状のステントというものを入れて拡げ退院してきました。

元気な頃に、はっきりと延命は望まないと意思表示をしていたようですし、家族も延命を望みませんでした。

だんだん食が細り、傾眠がちとなり、診断から2カ月半後に穏やかに旅立っていかれました。その間、再び黄疸が出ることもなく、痛みも出ず、腹水が溜まることもなく、老衰死コースを辿りました。

資料7

診療情報提供書

医療機関名 同和園附属診療所

中村　仁一先生御侍史　　〒601-

医療法人
診療科　消化器内科
医師名

平成28年 7月 4日

最終報告

当院ID			TEL 075-　　　代	
患者様氏名		女性	生年月日	昭和 5 年　月　日 85 歳
			電話番号	5710010
住　所	京都市伏見区醍醐上ノ山町１１　同和園			
主訴又は傷病名	1 膵癌 2 認知症 3			
紹介目的 患者に関する留意事項	ご報告			
既往歴及び家族歴	アレルギー；セフォンで薬疹が出現しましたのでセフェム系は避けていただいた方が良いと思われます。			
診療情報 症状経過及び検査結果治療計画処方内容等	いつも大変お世話になっております。膵癌による閉塞性黄疸で6月18日より入院となっていた方です。胆管金属ステントを留置し、その後は黄疸の改善を認めました。膵頭部癌であり、十二指腸側にも圧排を認めましたが、スコープの通過には問題ありませんでした。もともと食事量が少なかったようで、精査をしたところ高アンモニア血症を認めました。肝硬変や門脈大循環シャントは認めず、原因不明です。しばらくはアミノレバンの投与を行っておりましたが、それに相関するようなアンモニア値の改善を認めず、意識状態もアンモニア値と相関しない状況でした。よって、食事量が少ない原因は高アンモニア血症ではなく、主に認知症や加齢のためと思われます。6月29日以降は点滴を行っておりませんが、アンモニア値は上がったり下がったりという状況で、意識状態も変化なく過ごしておられます。著明な脱水もきたしておりません。膵癌で余命が限られており、胃瘻や中心静脈栄養といった積極的な延命処置は推奨されない状況です。今後さらに食事が摂れなくなっても、最小限の点滴のみで経過を見ていただき、自然な形での看取りを目指していただくのが良いかと思われます。ご家族にもその旨をICさせていただき、ご了承いただいております。ご本人が元気だった時にも、延命治療は望まないという意思を明確にしておられたようです。なお、将来的には癌の進行で十二指腸狭窄を来たすことが予想されますが、これに関しましてもご本人から食事を摂りたいという意思表示がない限りは十二指腸ステントなどの適応にはなり難いと思われます。つきましては、引き続き貴施設での経過観察および将来的な看取りの方を宜しくお願い申し上げます。 RP01　ｲｸｾﾛﾝﾊﾟｯﾁ 9mg　1 枚 外用：貼り薬 RP02　ｽﾙﾋﾟﾘﾄﾞ錠50mg(ﾄﾞｸﾞﾏﾁｰﾙ)　2 錠 内服：食後 朝 夕 RP03　ﾂﾑﾗ六君子湯ｴｷｽ顆粒　3 包 (ﾑｺｽﾀ)ﾚﾊﾞﾐﾋﾟﾄﾞ錠100mg「ｻﾜｲ」　3 錠 内服：食後 朝 昼 夕 RP01　ｴﾙｶﾙﾁﾝＦＦ錠２５０mg　6 錠 内服：食後 朝 昼 夕 RP01　ｶﾅﾏｲｼﾝｶﾌﾟｾﾙ250mg「明治」　6 ｶﾌﾟｾﾙ ﾐﾔBM細粒(1g/包)　3 g 内服：食後 朝 昼 夕 RP01　ﾎﾟﾗﾌﾟﾚｼﾞﾝｸOD錠75mg(ﾌﾟﾛﾏｯｸ)　2 錠 内服：食後 朝 夕			

医療法人　　地域医療連携室 TEL 075-
FAX 075-
フリーダイヤル　0120-

写真1　77歳女性の肺がんのレントゲン

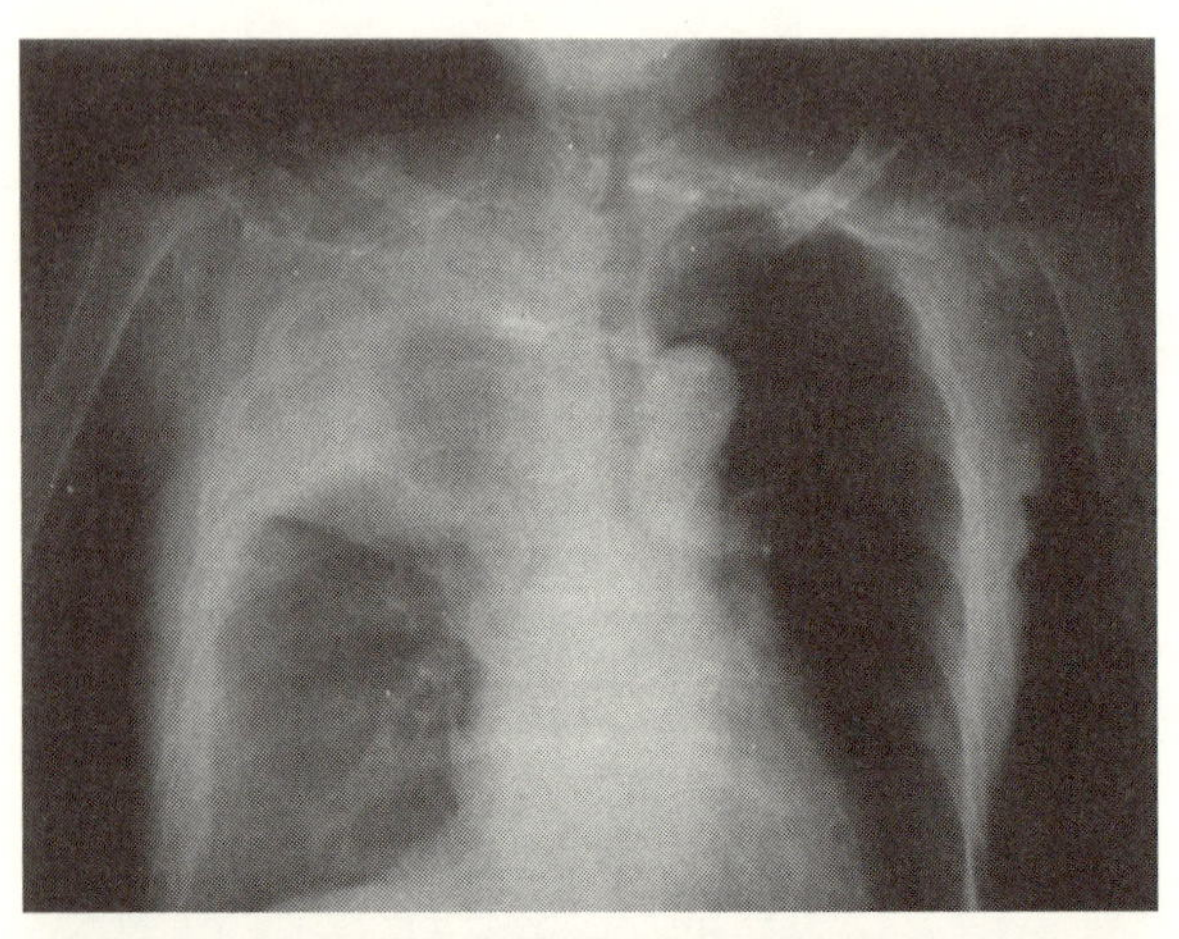

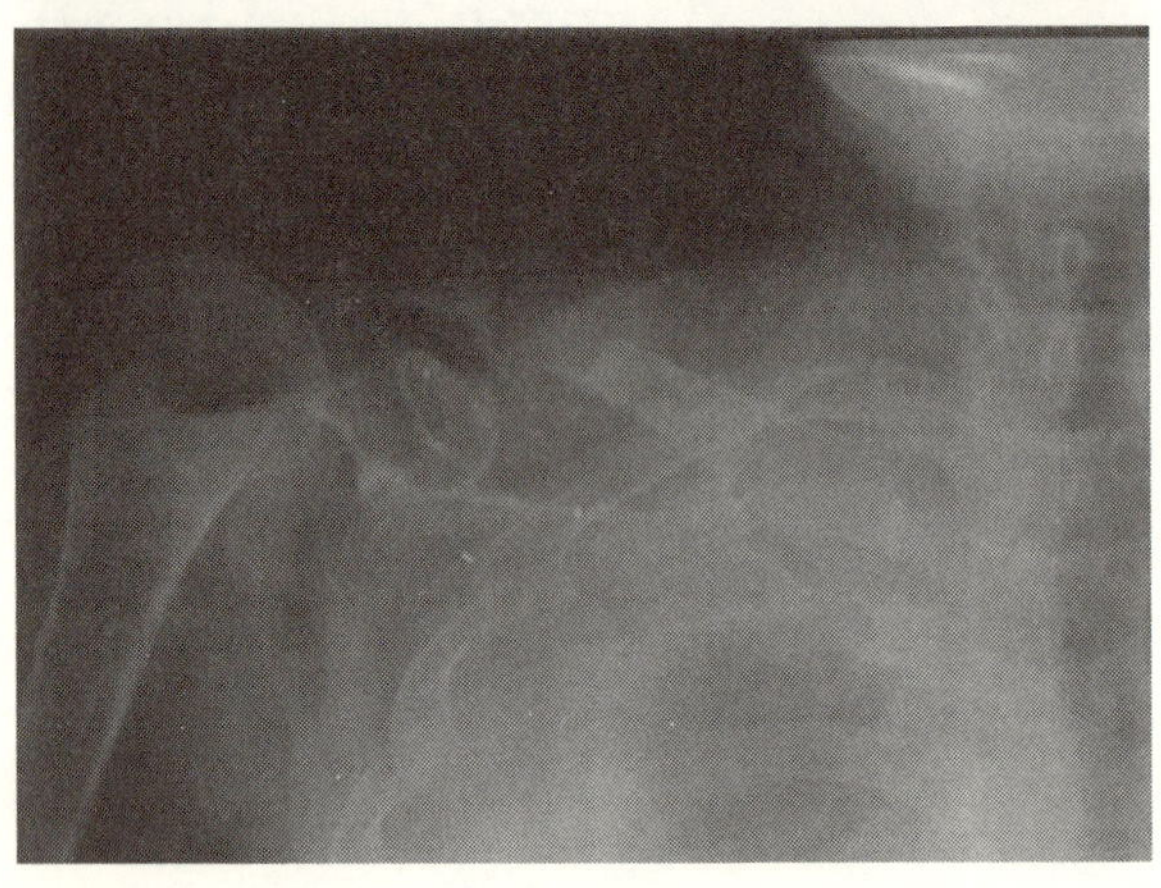

写真2　84歳女性の顎下腺がん

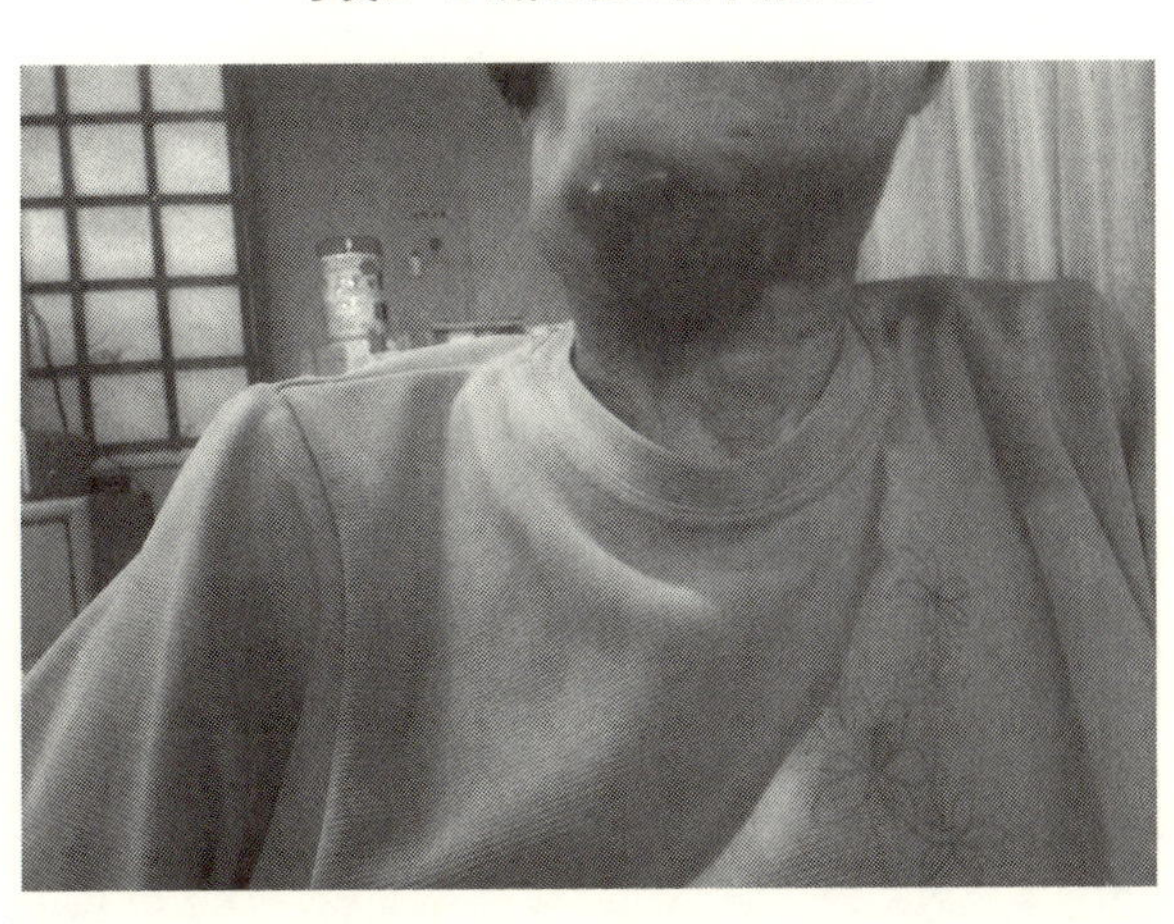

「写真1」は77歳の女性のレントゲンで、右の肺にがんがあります。半年前に右肺がんと診断され、直後に老人ホームに入所された方です。亡くなる1カ月程前に右の鎖骨に瘤(こぶ)ができたので診てもらったところ、肺がんの転移で病的骨折を起こしているといわれました。

写真の向かって左側の上の白い部分ががんで、真ん中の白い部分は心臓の影です。左右の黒い部分が肺ですが、右肺(向かって左側)が反対側に比べて白っぽく写っています。この写真は仰臥位(ぎょうがい)

（仰向（あおむ）け）で撮っていますので、胸水が溜まっているためこのように写ります。
肺がんは呼吸困難が出るとよくいわれますが、この女性の場合、胸水が溜まっているにもかかわらず、呼吸困難はありませんでした。また骨に転移しているにもかかわらず、痛みも訴えませんでした。ただ、ベッドで身を起こす時だけ鎖骨に力が入るので痛いといいました。しかし、その時だけですから、がんの痛みではありません。結局、老衰死コースを歩んで穏やかに亡くなりました。

前ページの「写真2」は84歳の女性で、右の顎下腺（がっかせん）（唾を出す腺）のがんです。10年前に顎下腺の腺がんとの診断を受けています。何事もなく経過していたのですが、亡くなる3カ月ぐらい前から腫瘍がぐんぐん大きくなり、顎の下を左側まで巻いてしまいました。本当に岩のように硬く（それでがんというのかもしれません）、口が開かなくなってしまいました。当初は口の隙間からスポイトでものを入れていましたが、それもできなくなり、穏やかに亡くなられました。もちろん、痛みは、全くありませんでした。

がんを「放置」すると緩やかな最期が迎えられる

時々、「がんは放置してもいいんですか」と聞かれます。「繁殖を終えていれば、放置しておいた方がいいと思いますけど」と答えます。

「でも、若い人とか何としても生きたいと思う人もいるはずですけど、そういう人にも放置を勧めるんですか？」

「いや、それは生き方、人生観の問題ですから、ムリに勧めたりはしません」

と返答します。

「放置」には、２つの場合があります。一つは、人間ドックやがん検診などを受けずに、がんをむやみに探さない〝完全放置〟です。

もう一つは、見つかったがんに対して、何の手出しもしない放置です。後者の、がんが見つかった後の放置は、天涯孤独の身で、余程の信念と覚悟がなければ、まずムリでしょう。特に、繁殖期で家族があれば、周囲が黙ってはいないでしょう。

「あなたにもしものことがあったら、私達はどうしたらいいの……」と脅しと泣き落としが入るはずです。

そこで、渋々、玉砕に向かっての、実りのない辛い苦しい闘いを受け入れることになります。途中、本人が、どんなに苦しがったり、しんどかったりしても、なかなか許してくれません。それは、そうでしょう。自分達は痛くも痒くもないわけですし、本人のためと思っているようで、実は全く考えていない〝ジコチュー〟の鬼のような人達なのですから。

このように、わが国では、「がん」に限らず、家族全体で病気を考える傾向が強く、本人より前へ出て、自分達が後悔しないために「できる限りの治療を受けさせる」方向にムリヤリ引っ張ってしまいがちになるのです。

そして、この家族が希望の星としているのが、腫瘍が小さくなったとか、腫瘍マーカーの数値が低くなったとかなのです。医者の方も、そもそも、進行がんに対しては、他にめざすものがないので、そんなものを目標にするわけです。

しかし、「がん」に関しては、完全に根絶やしにしなければ、多大の犠牲を払っても、何の意味もないのです。全く医療資産のムダ遣いという外ありません。

一方、繁殖を終えている場合、「がんは老化」ですから、繁殖を終えるまで生きたということは、生きものとしての賞味期限がきているので、「がん」になったといっても何の不思議もありません。

放置すれば、穏やかな最期が迎えられます。私は、これまで老人ホームで、発見された時点で、痛みのない新鮮な「手遅れ」の100例に近い「がん」に巡り

表2　がん死 84名（50名）の内訳（平成15年度〜平成27年度）

① 胃がん……**14名**
② 大腸がん・胃がん……**各11名**
③ 肺がん……**9名**
④ 膵がん……**7名**
⑤ 乳がん・転移性肝がん・胆のうがん・膀胱がん……**各3名**
⑥ 前立腺がん・多発性骨髄腫・虫垂がん・子宮がん
胆管がん・転移性脳腫瘍……**各2名**
⑦ 口腔底がん・転移性頸部がん・食道がん・顎下腺がん
咽頭がん・悪性中皮腫・急性白血病・悪性リンパ腫……**各1名**

男性	**34名**（20名）
女性	**50名**（30名）
計	**84名**（50名）

	60代	70代	80代	90代	100代
男性	**1**(0)	**10**(6)	**16**(10)	**6**(3)	**1**(1)
女性	**2**(0)	**9**(3)	**23**(16)	**16**(11)	**0**

＊特別養護老人ホーム 288名　養護老人ホーム 90名
＊(　　)内は同和園での看取り件数

合い、今やそう確信するに至っています。

「表2」は、がん死の内訳です。前著では平成22年度まででしたが、平成23年度から平成27年度までは（92ページの表1参照）32名中23名（71・8%）を同和園で看取っています。

この中には、膵臓がんで、がん性腹膜炎を起こして腹水が溜まり、蛙腹だったのが、亡くなった時には、腹水がなくなって腹がぺしゃんこになっていた一例が含まれています。いうまでもなく、全員穏やかでした。

がん「放置」の効用

がん「放置」の効用には2つあると思います。

一つは、人生の締め括りができる、けじめがきちんとつけられることです。がんは、比較的近未来に死ぬことが確実に約束されています。従って、その気になれば「立つ鳥跡を濁さず」で、きちんと「残務整理」ができるということです。

すなわち、借金や負債の清算、不仲になった人との和解や詫び、心残りのないように会いたい人に会い、行きたいところへ行く、また、死後、人目に触れたら困るようなものの整理など、充分に行う時間があります。

日記類は、本来、人に見せるために書くものではありませんから、身内に対する不満や悪口が書いてあれば、処分すべきでしょう。なぜなら、死んだ人間は、生きている人の思い出の中にしか生きられないわけですから。

もう一つは、周囲にお礼とお別れをいえる、つまり「最後のエチケット」が果たせることです。

繁殖期の人の「がん」の放置は、体験がありませんので、断言できません。しかし、繁殖期を過ぎた年寄りでは、極度の老衰で穏やかな最期を迎えるのを、沢山目にしてきました。

大勢の年寄りが希望する「ポックリ死」では、何をする暇もありませんし、ぼけてしまっては、どうすることもできません。またねたきりでは、いつ死ねるかわかりません。

こう考えると、存外、「がん死」は、人生の幕を下ろす手段としては悪くないな、という気もするのですが。

人生最後のエチケットを果たす

くり返しになりますが、この世に生を享け、苦楽をともにしたつれあいや子供達や親しいかかわりを結んだ友人・知人に、感謝と別れの挨拶をするのは、人生最後のエチケットではないでしょうか。

すなわち、つれあいに対しては、

「君と出会って結婚できて本当に幸せだったよ、ありがとう」

「あなたと巡り会えて本当に幸福な結婚生活だったわ、ありがとう」

子や孫に対しては、彼らがいなければ味わうことのできない、悲喜こもごもの人生の局面を見せてもらったので、

「君達と出会えて本当に嬉しかったよ、ありがとう」

親しい友人、知人に対しては、

「いろいろ助けてもらったり、世話になった。おかげで楽しい人生を送ることができた、ありがとう」

ただ、これができるのは、比較的最後の頃まで意識のはっきりしている「がん死」でしょう。日本人が一番好む「ピンピンコロリ」のポックリ死や、ぼけたり、あるいは、ムリヤリ延命させられて、生きているか死んでいるかわからないような状態などの場合は、望むべくもありません。

がんは老化ですし、老人ホームで100例近くの末期がんとつき合った経験から、放置がんの場合は、巷間（こうかん）言われているのと違い、全く痛い思いをせずに老衰死すると確信しています。

ですから、繁殖を終えれば、人間ドックやがん検診をうけて、むやみにがんを探しまくらないことだと思います。がんが見つかってしまったら、放置するのは至難の業（わざ）です。

世の中、知らない方がいいことも沢山ありますし、「手遅れの幸せ」ということもあります。

人生、最後の締め括りをするのに、「がん」ほど、うってつけのものは見当たらないように思います。

「がん検診」の賞味期限は当日限り

「がん」は、ふつう、のたうち回るほど痛い思いをすると恐れられています。従って、それを避けるために、早目に見つけて処理しようと考えます。それで、「がん検診」や「人間ドック」を受けるということになるのだと思われます。

しかも、将来の保証も求めています。つまり、異常なしは、将来へのお墨付きというわけです。

しかし、その賞味期限は当日限りと考えた方がよさそうに思えます。早期発見とはいうものの、ある程度の大きさにならなければ、検査してもひっかからないからです。

それが証拠に、去年の「人間ドック」では異常なしといわれていたのに、今年見つかった時には、もう手遅れの状態だといわれたなどという話を、時々、耳にします。見落としでなかったとしても、こういうケースは往々にしてあるのです。従って、見つからなかったといって将来の保証にはつながらない、つまり、その賞味期限は、当日限りというわけです。

また、冒頭で「がん」は痛いものと考えられているといいました。しかし、それなら、異常なしといわれた1年後に見つかったとされたケースでは、なぜ痛みが出なかったのでしょう。痛みが出れば、手遅れの状態になる前に見つかっていたはずです。

こういう点を踏まえたうえで、「がん検診」や「人間ドック」を受けるかどうか、考えたらいいと思います。

オプジーボが直接がんをやっつけるわけではない

時々「くすりをきちんとのんでいるのに、どうして治らないんですか」「入院して治療してもらっているのに、治らないのはどういうわけですか」と、途方もない質問をぶつけられ、唖然することがあります。と同時に、「病気はくすりが治してくれる」「入院すれば何でも治る」と、そこまで〝マインド・コントロール〟されている人達には、本当に感心してしまいます。

とすれば、いくら健診をやって、生活指導をしたところで、悪い生活習慣が改まるはずもなく、生活習慣を改めるなどという面倒で、しんどいことをするより、くすりで解決してもらえばいいと考えるのは、当然でしょう。

その結果、〝健康づくり〟のはずが〝患者づくり〟になり、将来の医療費抑制のはずが、却って医療費増を招き、医者の生活保障や病院の経営安定に役立つという皮肉な現象になるのも、むべなるかなと申せましょう。

前述のように、インフルエンザワクチンや肺炎球菌ワクチンに関しても同様です。あのワクチン注射そのものが、インフルエンザや肺炎から守ってくれると勘違いしている向きを、多く見かけます。

「あの注射が、直接守ってくれるわけではありませんよ。注射に反応して身体が抵抗勢力である抗体をどれくらいつくれるかで、どの程度、守ってくれるかが決まるんですよ」というと、「えっ、そうなんですか。あの注射自体じゃないんですか」と目を丸くされるのには、こちらの方がびっくりしてしまいます。

このことは、先頃、高価なために医療保険制度の存続を危うくするのではないかと問題になった新しいタイプの抗がん剤（免疫チェックポイント阻害剤）である、オプジーボについても同様です。

がん細胞は、生体の免疫細胞からの攻撃にブレーキをかけ、身の安全をはかっています。そこで、この防衛策を無力化して、もう一度、免疫細胞が攻撃の力を発揮できるように環境づくりをするくすりがオプジーボなのです。決してオプジーボが直接、がん細胞をやっつけるわけではありません。

ただ、私達の身体は、免疫の力が過剰に働かないようになっているとともに、身内の細胞を攻撃しないようなしくみ（免疫チェックポイントといいます）を備えており、絶妙なバランスをとっています。

ところが、オプジーボは、このしくみをも阻害してしまうのです。従って、いろいろな不都合が生じることになるのです。

たとえば、免疫の働きの司令塔の役割を果たしている細胞も攻撃されてしまいます。その結果、戦闘能力が弱体化して、却ってがんを増殖させてしまうことも考えられます。

また、炎症を終結させる役目をする細胞も攻撃される結果、感染が長引いて悪化したり、このしくみで守られている自分自身の細胞も攻撃されるので、自己免疫の病気が発症することにもなります。このような有害事象は、あらゆる臓器で報告されているそうです（「メディカルトリビューン」2016年8月11日号）。

さらに、『薬のチェックTIP』（№66、2016、医薬ビジランスセンター）によれば、75歳以上の人や抗がん剤を2種類以上使った人などでは、無効あるいは有害な場合があるとのことです。75歳以上というのは、年齢とともに、免疫の力が衰えることを考えますと、うなずけます。

また、抗がん剤を2種類以上使った場合は、抗がん剤が免疫細胞を痛めつけて弱体化させていることを考えますと、さもありなんと思われます。

オプジーボは、「治癒」ではなく、「延命」させるくすりです。

以上のことを考えますと、私達〝真打ち〟にとって、どういう形の「延命」になるかわからないものに高額なお金を使ってしまっていいものかどうか、真剣に考えてみようではありませんか。

猛毒の抗がん剤は家族や周囲を危険にさらす

抗がん剤は、もともと毒ガスから生まれたものですから、猛毒なのはあたりまえです。

殺細胞性の抗がん剤には、強力な発がん性がありますので、その使用によって、たとえ、一旦、がんが消失したとしても、20～30年後に別のがんが発生する可能性が高まります。一難去って、また一難というわけです。

私の周りにも、乳がんや卵巣がんで使用した抗がん剤のせいで、十数年後に胃がんや食道がんになったと思われる方が、2、3人います。

発がん性以外にも、催奇形性（さいきけいせい）や流産のリスク、精子毒性もあるといわれています。このように、毒性の強い抗がん剤は、その使用後、48時間のうちに便や尿に排泄されるといわれます（ものによってはもっと長期に亘ります）。

最近では、外来で抗がん剤の点滴注射をする機会も増え、抗がん剤ののみぐすりを使うケースも格段に多くなっています。

私どもの老人ホームでは、外来で化学療法を行った場合、職員の健康被害を考慮して、原則、48時間以上経過しないと、ショート・ステイを引き受けないことにしています。

前述のような状況下においては、抗がん剤の危険にさらされる範囲は拡大され、外来治療にかかわる医者、看護師、薬剤師のみならず、ともに生活する家族はもちろん、在宅医療に携わる医者や訪問看護師、訪問薬剤師や介護職員、さらには、リネンの洗濯や廃棄物の処理に関係する人達にまで影響が及びます。

そこで、やっと遅ればせながら、２０１５年に日本がん看護学会、日本臨床腫瘍学会、日本臨床腫瘍薬学会の三学会が合同で、抗がん剤治療についてのガイドラインを作成しました（『がん薬物療法における曝露対策合同ガイドライン』２０１５年版、金原出版）。

以下に、在宅に関係する事柄で注意しなくてはならない点を、抜粋、要約してみます。

一、のみぐすりの取り扱いについて
患者は直接くすりに手を触れないようにして服用する。

介助者は、錠剤、カプセルでは一重の手袋をし、散剤の場合は二重の手袋をしてガウンを着て保護メガネをかけN95のマスクをする。終ったあと、石けんを使って流水で手を洗う。

一、坐薬、軟膏の取り扱いについて
坐薬を挿入する時は、二重の手袋を使う。軟膏を塗る場合は、二重の手袋をしてガウンを着る。終了後は石けんを使って流水で手を洗う。

一、保管

できるだけ専用の用器にいれ、その旨わかるように表示する。子供の手が届かないようなところに置く。

一、排泄物などの取り扱い

抗がん剤の大半は、48時間以内に排泄される（ものによっては長期に亘る）ため、尿、便、吐いたもの、血液、乳汁、大量の発汗などの取り扱い時には、また、それらに汚染されたリネン類などを取り扱う時には、手袋やガウン、ゴーグルなどの保護メガネ、マスクなどを着用する。また、それらで汚染された衣服やリネンなどは、他の洗濯物と分けてビニール袋に入れ、汚染物であることがわかるようにラベルをつけて保管し、洗濯は二度洗いする。

一、排泄時の患者の注意

男性も排尿は周囲への飛散を最小限にするため、できれば座位で行い、水は蓋をしめてから流す。患者専用のトイレが確保できれば、なおいい。

このように、抗がん剤は危ないくすり、危険ドラッグなのです。にもかかわらず、外来で抗がん剤治療を受けている患者やその家族には、ほとんど伝えられていません。

そのために、無辜（むこ）の家族や在宅医療関係者が危険にさらされています。もはや、「由（よ）らしむべし、知らしむべからず」などといっている場合ではありません。きちんと情報を伝えて健康被害を防ぐ必要があります。

さらには、抗がん剤による環境汚染の問題もあるのではないでしょうか。

早急な対策が望まれます。現状は、まさに、抗がん剤汚染列島の観を呈しています。

第四章 自然死なら「看取り」はどこでもできる

「看取り期」の症状、本人に苦痛なし

「看取り期」は、人によりいろいろな症状を呈し、一様ではありません。時に、盛んに手足を動かしたり、少し呻吟(しんぎん)しているような状態を呈したり、肩で喘(あえ)ぐような息をしたり、スヤスヤ寝ているように見えたりします。

一見、苦しそうに見える場合もありますが、表情を見れば歪んだりしていませんから、苦しんでいるわけではないことがわかりますので、心配することはありません。

ただ、在宅で、初めて「看取り」を行う場合、大多数の人はここ50年程、人が自然に死んでいく様子を目にしたことがありません。従って、このような情景を目のあたりにすると、苦しんでいると勘違いして、慌てて救急車を呼んでしまう事態も起こり得ます。

しかし、こういうことは、自然死のコースでふつうに起きる現象で、全く心配はいらないのです。

だいたい、在宅で看取る場合、必ず訪問診療医や訪問看護師がかかわっているはずです。彼等が、家族にこれからどんな経過を辿り、どのような症状が出る可能性があり、どういう症状が出ても本人に苦痛がないことを、きちんと説明しておけば、家族が動転して救急車を呼ぶという事態は避けられるはずなのです。

しかし、訪問診療医も訪問看護師も、病院出身者ですから、人の自然死を知りませんので、説明をすることができないのです（病院は、最後まで手を尽くす場所ですから、自然死はありえません）。

「看取り期」の症状に関しては、『エンドオブライフ・ケア　終末期の臨床指針』（K・K・キューブラ他著、鳥羽研二監訳、医学書院）の中に「死期の症状と説明」と題して、詳しく述べられていますので次に引用します。［　］内は、私のコメントです。

一、肉体、精神が消えゆく思い：傾眠傾向

森羅万象から遠ざかる感じは自然経過であり、自己からの離脱感、内省的、懐古的となる。近親者との心身一体感が、やがて遠ざかるように感じられる。これは死期に起きる変化に適応するための感情とも理解される。

［脱水で傾眠がちになり、一滴の水も口から入らなくなれば、一日中ウトウトしていることが多い］

二、飲食、飲水摂取の減少

代謝が低下し、体がエネルギーを必要としなくなっている。体液が溜まりやすくなってきており、水分摂取の減少はむしろ体の心地よさを保つ自然の英知であると認識する。

食べ物や水はどんな時でも強制してはならない。

［食べないから死ぬのではなく、「死に時」がきたから食べないのです。ムリに食べさせたり、のませたりするのは、本人の負担になるだけです］

三、せん妄、混乱、軽度のうわごとから末期の興奮状態（ベッドから降りる、シーツをはがす、実際にないものを取ろうとする）など

穏やかに諭すように話しかける。意識がある状態では照明をつける。ＢＧＭも有効なことがある。せん妄、興奮、幻覚などの激しい症状には、薬物療法も用いられる。

［年寄りの場合、ひどいぼけであっても、がんが脳に転移していても、老衰の果てなので、このような激しい症状を呈するのを、私は見たことがありません］

四、呼吸の変化

普通に起きる出来事。頻呼吸や呼吸数が少ない状態や、10秒〜30秒間の無呼吸もみられる。脳循環機能が低下して起きてくることであって、不快や苦しみの表現でないことを銘記する。

「1分近く呼吸が停止し、亡くなったのではないかと思わせられることもあります。逆に1分間に40回以上の呼吸数を呈することもあり、このような場合、だいたい半日から1日ぐらいで亡くなります」

五、口内分泌物の貯留、鼻翼（びよく）呼吸

嚥下反射は消失することもあり、ゼロゼロした呼吸は本人はもちろん、ベッド周囲の近親者に耐え難い不快を起こす。ベッドを挙上したり、側臥位（そくがい）にするなどして対処する。

「死前喘鳴（ぜんめい）といいますが、ゼロゼロを解消しようと痰を吸引しても、功を奏しません。老衰の場合、あまり多くは起きません」

六、尿失禁、便失禁

尿は水分摂取減少のため褐色尿となる。オムツやパッドを用い、シーツや布団が汚れないようにし、皮膚が汚れないように、リネンの交換を何度も行う。

「一滴の水も入らなくなっても、死の直前まで尿が出ることはあります」

七、皮膚温、皮膚色の変化

循環機能の低下は、低体温、蒼白色の皮膚をもたらす。薄いタオルケットなどで被い、体位変換を増やし、床ずれを防ぐ。湯たんぽや電気毛布はよくない。

「老衰の場合、手足が冷たくなって紫色を呈するチアノーゼが出現すると、1〜

2日後に亡くなることが多い。この頃、体位変換をすると、脈が乱れたり、呼吸数が増えたり、時には、顔をしかめることもあるので、注意が必要です」

八、聴覚は一番最後まで残る感覚です。患者さんは回りのことはすべて聞こえています。

［これは、アメリカのホスピスにおける家族向けの教材ですので、このように書かれています。が、耳が遠くなった年寄りの場合は、死に際になって、急に耳がよく聞こえるようになるということは、考えられません。ただ、不謹慎な内容の話は、枕元ではしないようにしましょう、ぐらいに受け取っておけばいいのではないかと思います」

九、死はどのような徴候で確認できるか。

呼吸停止、心停止

これまで、私は老人ホームで500例以上の自然死を見てきました。終末期に多少手足を動かす人はいましたが、三のような、高度の混乱や興奮状態を呈する人にはお目にかかったことはありません。これは、エネルギーの枯渇した年寄りの老衰死であったからかもしれませんが。

「看取り」の時期はだいたいわかる

よく、がんの終末期はわかるが、慢性の病気をいくつも抱えた年寄りの終末期はわからないといわれます。

しかし、500例以上、年寄りの自然死を見てきますと、病気があろうとなかろうと、「寿命」が尽きる時は、みんな同じように思います。大雑把ないい方をしますと、食が細って体重が減り、ウトウトと傾眠がちになれば、「看取り」の時期に入ったということです。

この時の指標になるのが、体重の減少です。特別養護老人ホームでは、介護保険が始まる前の措置の時代から、毎月体重測定をしていました。これは年寄りに、あまり負担をかけない簡便な方法です。これを利用しない手はありません。

また、体重の変化は、年寄りの栄養状態の評価法として、最も信頼の置けるものといわれています。

その一つに、主観的包括的評価（SGA）があり、体重の減り方が、1カ月で5%以上、3カ月で7・5%以上、6カ月で10%以上です。

「表3」のように、1カ月で体重がガクンと減るタイプ（真ん中の85歳の女性と右側の96歳の女性）と、毎月少しずつ確実に減っていくタイプ（左側の86歳の女性）とがあるようです。左側と真ん中のケースは最後の測定後1カ月で、右側の

表3 「看取り期」の高齢者の体重変化

	86歳女性	85歳女性	96歳女性
平成24年11月01日	42.80	52.00	52.70
平成24年12月01日	42.20	51.30	50.30
平成25年01月01日	41.60	52.00	49.10
平成25年02月01日	41.40	51.40	48.70
平成25年03月01日	40.60	50.50	47.50
平成25年04月01日	39.80	51.30	46.00
平成25年05月01日	38.40	50.10	46.10
平成25年06月01日	37.50	48.30	48.00
平成25年07月01日	36.50	45.40	46.70
平成28年08月01日		43.50	46.50
平成28年09月29日			42.40
平成28年10月01日			42.60
平成28年11月01日			41.00
平成28年11月23日			37.70

ケースは、最後の測定後5日で亡くなりました。これで「看取り期」の見当をつけてきましたが、大方、間違っていなかったようです。

家庭では、要介護者の体重測定そのものが、大変困難と思われます。しかし、もし、ショート・ステイやデイ・サービスを利用していたなら、必ず風呂に入れてくれるはずですから、その折りに、月に1回でいいですから、体重を量ってくれるように、お願いすればいいと思います。

「看取り期」のおジャマ虫

最近は、「看取り」が、特別養護老人ホームだけでなく、グループホームや有料老人ホームにまで少しずつ広がりつつあるようです。

ただ、「看取り期」で気をつけなくてはいけないことがあります。「自然の経過を邪魔しない」ことと、「人生の最期に無用な苦痛を与えない」ことです。

当事者はいいことをしているつもりでも、実は死にゆく人間に余計な負担や迷惑をかけていることがよくあるのです。

たとえば、「看取り」の場面で、どのような点に気を配っているかというアンケートの回答に、次のようなものがあります。

一、頻回に訪床し、声かけをする
（折角、いい気持ちでウトウトしているんだから、邪魔するな）
一、一人にしない、淋しい思いをさせない
（淋しくなんかない、放っといてくれ）
一、最後まで好きなものを一口でも含ませる
（ほしくないんだよ、やめてくれ）
一、きれいな体で旅立たせてあげたいと風呂に入れる
（しんどいんだよ、助けて）
一、昔の話を本人の傍でする
（うるせえ、あっちへ行け）
一、好きな音楽を流し、写真や絵などを飾る
（静かにしてくれ、自己満足もいい加減にしろ）

カッコ内は、私が死にかけの人間にアンケート調査をした結果ですので間違いはありません。ナンチャッテ。

また、介護現場でも、最期が近づいているのに、盛んに血圧を測ったり、体温を計ったり、脈を数えたりしていますが、全く無用です。医療現場では、結果を踏まえて何らかの処置を施すのですが、介護現場では、何もしないのですから。どうしてもやりたかったら、本人に迷惑がかからないよう、息が止まってからにすればよろしいでしょう。

「看取り期」は、見守りが基本です。息はしているか、呼吸の仕方はどうか、呼吸の数はどうか、手や足の先の皮膚の色は変わっていないかなどを観察すれば、充分です。これらは、ほとんど本人に迷惑がかかりません。

また、よく、家族が抱きしめたり、身体をゆすったり、頭を抱えて耳元で「おバアちゃん、わたしよ、わたし、わかる?」などと大声で喚いている光景を目にしますが、迷惑この上ないと思います。そっと、手を添えるぐらいにしておいてもらいたいものです。

そして、聴力は最後まで残るので、物言いには気をつけるようにいわれています。しかし、若い人の場合は、その通りかもしれませんが、耳の遠くなった年寄りの場合、死にかけてから、急に耳がよく聞こえるようになることなどありえません。まあ、まだ死んでもいないのに、枕元で大声で葬式の相談をしたり、遺産分けの話をするのは不謹慎ぐらいに受け取っておけばいいのではないでしょうか。

私も、「看取り期」に入れば、毎日見て回るように心がけています。しかし、本人の迷惑にならないように、呼吸の状態の観察や、そっと蒲団をはぐって手足の先の皮膚の色が変わっていないかを確かめるだけで、直接、身体に触れることは避けていきます。身体に触れるのは、息が止まってからです。

時に、面会に訪れた家族の方から、「毎日診て頂いているそうで……」と謝意を表されることがありますが、私は〝死に神の使い〟ですから、毎日見て回るようになったらお終いということなんです。ですから、全く礼には及びません。

臨終に医者の立ち会いは不要

現代の日本人は、臨終には、必ず医者が立ち会うべきものと思い込んでいます。これは、多分、病院での死亡が圧倒的に多いせいと思われます。なぜなら、夜間でも、病院には必ず宿直している医者がいて、死亡に立ち会っているからです。

しかし、私の子供の頃、昭和20年代から30年代前半までの、国民皆保険制度ができる以前の在宅死では、死亡の宣告をしたのは、詰めていた一族の長老でした。もちろん、死亡の確認は医者にしかできませんが、長老は一族の中での死に何例も立ち会ってきています。ですから、息が絶えれば死んだということですので、

「おっ、死んだか」と宣言し、葬式の準備の指示を出していました。

医者が来て、死亡の確認をするのは、それから1時間後、2時間後でしたが、誰も何とも思いませんでした。息が絶えれば、医者が確認しようがしまいが、死んだと考えて間違いないということです。だいたい、人が、20分も30分も息を止めていられるようなら、ギネスブックに載せてもらえます。

現在はこういうことに慣れていませんので、時折、在宅死で死亡確認の医者の到着が1時間後であったということで「1時間放っておかれた、あの1時間は何だったのか」というような苦情が聞かれます。

医者の「ご臨終です」の一言を聞かないと、踏んぎりがつかないという気持ちはわからないでもありませんが、息が止まっていれば、それは死んだということなのです。

多死社会を迎えて、今後、死亡場所として病院以外の場所が増加します。もはや、容態が変わることはないし、24時間火葬はできないわけですから。医者の立ち会いのない臨終に、早く慣れましょう。

２０１６年７月に、厚生労働省が２０１４年の市区町村別の「在宅死の割合」を発表し、新聞各紙も取り上げ注目を浴びました。これをどう読むかについて『日本医事新報』（No. 4831.2016.11.26号）誌上で、議論を呼んでいます。結論は、この数字をそのまま、在宅看取りの割合と受け取るのには問題があるということです。

このデータによれば、在宅死した人の割合は、全国平均で12・８％とのことです。最も高かったのは、東京都神津島村の54・８％、２番目が鹿児島県与論町の50％で、いずれも離島で、最低は福島県矢祭（やまつり）町の０・９％でした。

人口20万以上の市と特別区では、最高が神奈川県横須賀市の22・９％、２番目が東京都葛飾区の21・７％、最低が鹿児島市の８・０％、人口５万から20万までの自治体では、最高が兵庫県豊岡市の25・６％、最低が愛知県蒲郡（がまごおり）市の

5・5%というものです。

しかし、この在宅死亡率だけでは、在宅医療の充実の目安には必ずしもならないというのです。なぜなら、これらの中には、孤独死、孤立死、自殺など死体検案になったものが、半数ほど入っていると考えられるからというのです。

また、2016年11月9日の京都新聞（朝刊）は、在宅療養支援をするとして、24時間体制で終末期患者らを診るために、厚生労働省に届け出ている府内の医療機関のうち、2016年6月までの1年間に一度も自宅で看取りの経験がないのが、35・0%と報じています。

理由はこれまで、人が死ぬのに立ち会ったことがない家族が、年寄りが息を引き取った際にパニック状態になったり、息は止まっているけれど触れると温かいので救急車を呼んでしまったり、あるいは、かかりつけ医に連絡したけれど夜間対応は辛いので救急車を呼んで病院に運ぶように指示されたりと、在宅死だけれども、在宅看取りではないケースが、かなりあると考えられるのです。

以上から、今後、在宅看取りを増やすためには、医療者側、患者・家族側の双方に、非常に大きな意識改革が求められます。

具体的には、かかりつけ医は、「看取り期」には、亡くなるまでの容態の変化を事細かに説明するとともに、容態はよく急変することがあること、そんな時決して救急車を呼ばないこと、そして息が止まった時刻を覚えておくこと、夜間はかかりつけ医には連絡せず、夜が明けてからにすることなどを家族に説き聞かせ、実行すれば、在宅での「看取り」は、実質格段に増加すると思います（開業医も今後高齢化します。夜中に度々起こされるのは辛いでしょう。かかりつけ医は、大事に温存しましょう）。

とはいうものの、医療側の意識改革には、かなりの困難があるように思われます。なぜかといいますと、今後、「看取り」を推進しなくてはいけない特別養護老人ホームの嘱託医の中にさえ、「看取りの判断をしない、できない」医者が結構いるからです。

理由は、「最後まで治療することを諦めない。だから病院へ送る」「命ある限り、回復の見込みがないと診断することは、たとえ医者であってもできない」ということです。つまり、死は、いろいろ手を尽くしたけれど奏功しなかった結果であり、それを何もやらずに「看取り期」などと判断できるかというわけです。

ただ、医者もみんな、もとを正せば勤務医です。原則として、病院に自然死はありえませんから、多かれ少なかれこういう考えは持っているはずです。

それをどうしたら変えることができるかが、今後の課題と思われます。

死亡時刻は医者の確認した時刻ではない

医者の間でも、意外に知られていないのが「死亡時刻」の問題です。

病院では、大抵の場合、臨終に医者が立ち会いますから問題はありません。しかし、在宅や施設では、臨終に医者が立ち会うのは、そんなに多くないはずです。ですから、死亡時刻を、医者が確認した時刻にしているケースが多いのではないかと思われます。

しかし、厚生労働省の「死亡診断書記入マニュアル」には、はっきりと『「死亡したとき」は、死亡確認時刻ではなく、死亡時刻を記入します』となっています（「資料8」参照）。

つまり、臨終に医者が立ち会わなかった時には、その場に居合わせた家族なり、介護関係者なり、看護師なりに、息が止まった時刻を聞いて、それを記入しなさいといっているのです。

具体的にいいますと、私が遠くへ講演に出かけている最中に亡くなることがあります。夜遅く帰宅してから確認に出向くわけですが、死亡時刻は、私が確認した時刻ではなく、死亡時に居合わせた介護職や看護師に聞いた時刻を記入するのです。

現在、特別養護老人ホームで、医者が常勤で看護師が24時間常駐しているところは、5%ぐらいしかないといわれています。ほとんどのところは、嘱託医が週に2日ほど顔を見せ、夜間に看護師は不在です。その他のグループホームや有料老人ホームも同様です。しかも、嘱託医の大半は、開業医です。夜中に度々呼び出されたのでは、平常勤務に差し支えますので、たまりません。「看取り」を施設でするのはお断りで、死にかけたら病院へとなるのも、止むを得ないわけです。

しかし、「死亡時刻」は医者の確認時刻ではないのですから、夜中に呼び出す必要はありません。もはや、容態がそれ以上変わることはないのですから。

従って、夜が明けてから、「先生、お手がすいたら、死亡の確認をお願いします」と連絡すればいいのです。多死社会を迎えていますから、これを実行すれば、

資料8　厚生労働省が作成した死亡診断書記入マニュアル

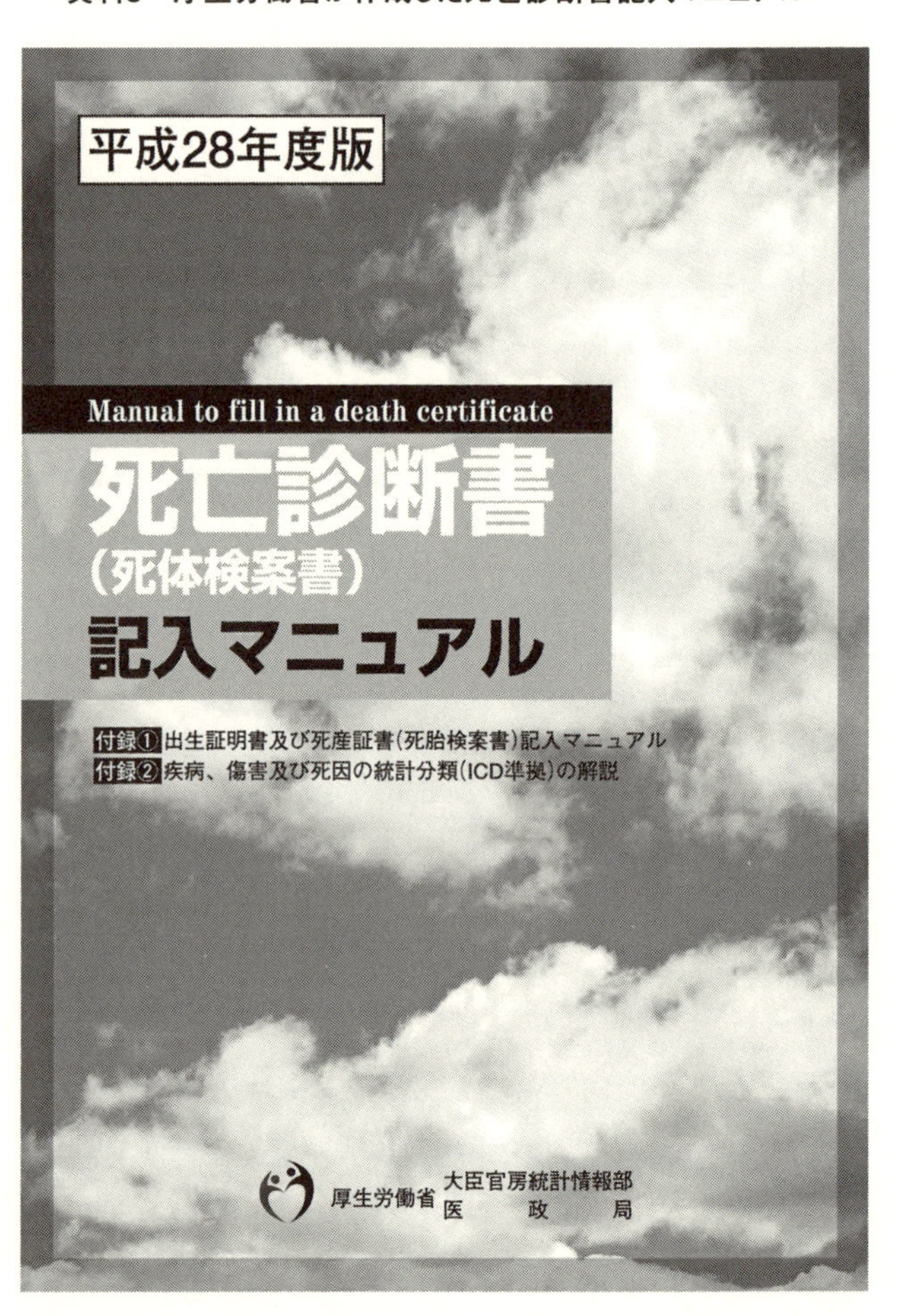

3　作成に当たっての留意事項

(1)　一般的事項

① 字はかい書ではっきりと書き、番号が付された選択肢を選ぶ場合は、該当する数字を○で囲みます。

② 標題「死亡診断書（死体検案書）」及び「診断（検案）年月日」等について、不要なものを二重の横線で消します。

※　二重線で消す意味は、選択であり、押印の必要はありません。

（例）　死亡診断書（~~死体検案書~~）

③ 時、分の記入に当たっては、夜の12時は「午前0時」、昼の12時は「午後0時」と記入します。

④ 傷病名、手術における主要所見、外因死の追加事項中の手段及び状況等の事項については、次ページからの留意事項に沿ってできるだけ詳しく記入します。

⑤ 書式欄内に記入した内容の訂正は、医師の氏名欄に押印がある場合は訂正箇所に訂正印を押し、署名のみの場合は訂正の箇所に署名します。

(2)　氏名・性・生年月日

① 生年月日が不詳の場合でも、年齢が推定できる場合は、推定年齢をカッコを付して記入します。

（例）

生年月日	明治　昭和 大正　平成	*(55歳)* 年　　月　　日
	（生まれてから30日以内に死亡したときは生まれた時刻も書いてください）	午前・午後　時　分

② 生まれてから30日以内に死亡したときは、出生の時刻も記入します。

(3)　死亡したとき

① 死亡した年、月、日を記入し、午前か午後のいずれかを○で囲み、時、分を記入します。

② 「死亡したとき」は、死亡確認時刻ではなく、死亡時刻を記入します。

③ 「死亡したとき」の一部が不明の場合でも、分かる範囲で記入します。

死体検案によってできるだけ死亡時刻を推定し、その時刻を記入し、「時分」の余白に「(推定)」と記入します。または、一時点で明確に推定できない場合は、そのまま記入します。

（例）

死亡したとき	平成*27*年 *5* 月 *7* 日 (午前)・午後 *3* 時　分　*(推定)*

②「死亡したとき」は、死亡確認時間ではなく、死亡時刻を記入します。

「看取り」はどこででも可能になります。

ただ、この時、前もって家族の了解をとっておく必要があります。家族のＯＫさえあれば、何の問題もありません。そして、国民の側も、きちんと、このことを理解しておく必要があります。

なお、医師法第20条には「診療中の患者が受診後24時間以内に死亡した場合、死亡確認をしなくても死亡診断書を発行してもよい」とあります。私も、過去３回、死亡確認をせずに「死亡診断書」を発行したことがあります。

これらのケースは、遠方の講演を終えて夜遅く老人ホームへ駆けつけてみたら、死体がないのです。「どこへ行っちゃったの」と聞けば、「葬儀屋さんの冷蔵庫の中」なのだそうです。法の趣旨に則って、葬儀屋さんのところまでのおっかけはしませんでした。

ふつう、大手の葬儀屋さんは、絶対にこういうことはやりません。なにしろ、夏場でも、医者の確認が済んでいなければ、ドライアイスさえも持ってきてくれないぐらいですから。

しかし、中小の葬儀屋さんの場合、どうしても、家族の無理を聞いてしまいがちです。一件でも葬儀が欲しいでしょうから仕方がないのかもしれません。

それにしても家族の気持ちがわかりません。家へ連れて帰るというのなら、まだ理解できます。そうではなく、さっさと葬儀屋さんの冷蔵庫の中に片づけてしまうという了簡は、何なのでしょう。

稀にせよ、こういうケースが発生しますので、正月といえど1泊旅行もできません。ですから、２０００年の赴任以来、17年間泊まりがけで出かけたことは一度もないのです。

独居者もその気になれば自宅で死ねる

多死社会を迎え、いろいろな場所での看取りが必要になります。たとえ、独居者であっても、自宅で最期ということは可能です。ただ、そのためには、次のような条件があると思います。

一、本人に覚悟と信念がある
二、死亡診断書を書いてくれる医者のあてがある
三、些細なことで、愚痴をこぼさない、弱音を吐かない

最近、よく「孤独死」が問題にされます。「一人淋しく死んで可哀相に」というわけです。

しかし、考えてもみて下さい。もともと、死ぬ時は一人なのです。心中したり、

集団自殺なら賑やかでいいというものではありません。仏教でも「独生、独死、独去、独来」といいます。生まれる時も死ぬ時も、一人なのです。

ただ、独居者が、生前に淋しいとSOSを発していたなら、それに応じるしくみは必要です。また、死んだ後、3カ月も半年も経って、周囲が異様な臭いがするといって中へ入ってみたら半分溶けていたなどというのは、近所迷惑な話です。ですから、夏なら1日、2日、冬でも3ないし4日以内ぐらいに発見されるような手筈は必要でしょう。

この、SOSの発信と発見の手筈の2つさえクリアできていれば、孤独死は、〝死に方〟としては理想的といっていいと思います。

なぜなら、邪魔立てをする家族や、医療従事者、介護関係者など、誰もいないので、穏やかな自然死が実現できるからです。

ですから、もし、独居者が「延命医療」も〝延命介護〟も希望せず、自然死したいという確固たる信念と覚悟を持ち、臨終に医者の立ち会いは不要というのであれば、「死亡診断書」を発行してくれる医者の調達は容易になります。

「ピンピンコロリ」でない限り、だんだんと身体の自由が利かなくなりますから、ヘルパーや看護師や訪問診療医に面倒をみてもらうことになるはずです。そういう状況下では、死後3日も4日も発見されないということは、ありえません。

さらに、医療に過大な期待を持たず、滅多なことでは、愚痴も弱音も吐かないことです。もちろん、治るものは医療を利用して治せばいいと思います。しかし、医療に縋れば、どんなことでもなんとかなるという幻想は捨てることです。

以上を遵守できれば、独居者が自宅で最期を迎えることは、可能だと思います。いや、むしろ、死に方としては理想的ですから、是非実行しましょう。

現在の介護施設に〝いい看取り〟はあるか

私は、これまで、介護関連施設の〝いい看取り〟をしたという報告に接して、なるほどと思ったことは、ほとんどありません。なぜかといいますと、大部分が「家族から感謝されてお礼をいってもらった」「家族が満足して喜んでくれた」ということが、その根拠になっているからです。つまり、誰にとっての〝いい看取り〟なのかという視点が抜け落ちているのではないかと思うのです。

そういうわけで、今の介護関連施設には、〝いい看取り〟はほとんどないといっても差し支えないのではないかと考えています。

理由は、左の2つです。

一、〝延命介護〟が行われている

二、利用者本位ではなく、家族本位になっている

〝延命介護〟とは、これまで述べてきたように、「食べないから死ぬ」という思いにとらわれていて、長い時間をかけて、ムリに口の中へ食べ物を押し込んで〝召し上がらせ〟て、それが、本当に本人のためになっているかどうか、全く考えられていないことです。

なお、介護保険は「利用者本位」を謳っています。しかし、介護関連施設に入所している年寄りの大部分は、ぼけていて、本人の希望を確かめることはできませんし、事前の意思表示もほとんどありません。

そこで、現実として、どうしても家族の要望、満足度に焦点を合わせることになってしまいます。しかし、本人と家族は、別の人格ですから、本人の希望と家族の満足度が、必ずしも一致するとは限りません。

しかも、家族は自分達の思いを優先させていますし、介護側は、その家族の意向を第一に考えていて、双方とも本人の願望ということを、あまり念頭に置いていないのが現状だと思います。

ですから、本人を犠牲にした、家族に媚(こ)びた介護になっているような気さえします。

たしかに、本人は二度と施設を利用することはありませんが、家族の歓心を買っておけば、「あそこはいい施設よ」と宣伝してくれて、営業政策上は、プラスになるといえるでしょう。

しかし、〝いい看取り〟は、あくまで利用者本人にとってのものでなければなりません。今の介護現場では、本当に利用者本人のためになっているか、もしも物がいえたらお礼を口にしてくれるかという視点が、非常に希薄な気がします。

家族は本人の身になって最終決断をするべし

医療や介護の現場では、延命するかどうかなどの最後の決断を家族に求めるのが常です。本人に尋ねられればいいのですが、もはや意識がなくなっていたり、ぼけてしまっていて、まともな判断ができる状態にはありません。そこで、止むを得ず、家族に判断を仰ぐことになるのです。

ふつう、その際、家族が決断の根拠とするのが自分達の思い、願いです。どんな姿でも生きていてほしいなどというのは、その典型です。

しかし、そうではなく、本人はどうしてほしいと思っているか類推して、本人の身になって判断してもらいたいのです。

ただ、現実には、類推するにも、その判断材料になるものがほとんど存在しないというのが実情でしょう。なぜなら、大半の日本人は、死は縁起でもないもの、恐ろしいことと思っていますから、その手の話をすることはほとんどないと思われるからです。「事前指示書」の必要性を考える人は、7割近いけれど、実際に書いている人は1割にも満たないなどというアンケート調査は、それを如実に物語っていると思われます。

しかし、医療や介護の現場では、そのような状況を深く思いやることもなく、一緒に暮らしているのだからと、決断を迫るわけです。

日常生活の事柄ならともかく、生き死にの問題は別です。少しでも本人の意向を忖度(そんたく)するためには、後述するように、親が繁殖を終える年頃になっていたら、「死を視野」に入れたかかわりをもって、一つでも多くの情報を手に入れて、それをもとに判断することです。

そうすることが、本当にあれでよかったのかという苦悩を軽減することにつながると思います。

最後に待ち受ける医療の〝虐待〟、介護の〝拷問〟

「看取る」とは、ひとことでいえば、「枯れる」のを手伝うことです。少なくとも、邪魔はしないことです。水やりは、枯れるものを妨害する行為ですから、点滴注射など論外ということになります。

しかし、医療の現場というのは、最後の最後まで何らかの医療行為をしないとおさまらないところです。否、することを要請されている場所といっていいでしょう。

ですから、原則として、点滴注射も酸素吸入もしない自然な「看取り」は、病院にはありえません。従って、勤務医が、人間が自然に死んでいく姿を知らないのも当然です。

口から充分な栄養や水分が入らなくなると、胃瘻をつくって、そこからの養分の注入や、鼻からチューブを入れての養分の供給、あるいはのど元の静脈から心臓の近くまで太い管を入れての中心静脈栄養が行われるわけです。しかも、充分な栄養の量といわれますと、体重1キログラムあたり25キロカロリーから30キロカロリー入れなくてはなりません。そうすると体重50キログラムの人ですと、1250から1500キロカロリーということになります。また、水分も流動食の分も含めて1800ミリリットルとか2000ミリリットル必要といわれます。

　しかし、これらは健康老人に必要な量であって、もはや自分でのみ食いできなくなった年寄り向けのものではないはずです。死にかけているわけですから、沢山入れられても、身体が受けつけません。負担になるだけです。

　その結果、下痢をしたり、むくんだり、気道からの分泌物（痰）が増えて、一日に何回も痰の吸引という、本人に苦痛を与える〝荒技〟を仕掛けなければなりません。ふつうは、発語もなく、目をつぶったままの年寄りが、この時ばかりは、顔を歪め、唸り声を発する場合もあるくらいですから、かなりの苦痛を味わっているのだろうと推察されます。まるで、苦しめるために、ムリヤリ生かしているような感じすらします。

しかし、家族も医療関係者も、充分な栄養を与えないと死んでしまうと考えていて、本人を苦しめているとは思っていないようです。

時折り、ショート・ステイの利用者の中にも、胃瘻や鼻からのチューブ栄養で、非常に沢山の量が処方されていて、身体がブヨブヨプクプクにむくみ、一日何回も痰の吸引をしなくてはならない方がいます。

開業医の主治医がいて、その指示ですから、私が余計な口出しをすることはできません。開業医も、もとは勤務医だったわけですから仕方ありません。

特別養護老人ホームの入所者の場合なら、家族の了解を得て、注入量をどんどん減らします。そうすると、全く痰の吸引などする必要がなくなります。

かつて、こんなケースがありました。胃瘻から養分を注入した途端に、喘ぐような呼吸が始まります。70代の女性でしたが、どんどん減らして、最後は一日にスポーツドリンク100ミリリットルになりました。1カ月半ほど生きましたが、亡くなった時は、まるでミイラを彷彿させるありさまでした。

一方、介護現場に目を移しますと、前述のように、「食べないから死ぬ」という思い込みに支配され、「完食」を目指して召し上がらせたあげく、吐かせたり、のどにひっかかってゴロゴロいうので、吸引という〝荒技〟を使ったりして苦しめています。

また、噎せることがないのに、のみ込んだ後に声がうわずったり、ほんの少し咳をすることがあります。この時は、のみ込んだものの一部が、すっと気道に落ち込んでいると思う必要があります。これに気づかないと、誤嚥性肺炎を起こさせて苦しめることになります。

こんな時、私は「ムリに食べさせるな」とはいわずに、「ムリに食べさせない方がいいと思うんだけれど」と感想を述べるに止めます。

なぜなら、介護職は、医療側から介護の領域にまで余計な口出しをしてほしくないと思っているからです。

ですから、これをやめさせようと思えば、アメリカのアトリア社（前出『欧米に寝たきり老人はいない』）のように、施設の方針として、食事介助厳禁を打ち出すしかありません。しかし、わが国においては、できない相談でしょう。

いずれにしても、自分達の行為が、本当に相手のためになっているかということを、きちんと考えない限り、医療の〝虐待〟、介護の〝拷問〟は避けることができず、なかなか安らかには死なせてもらえないということです。

これを防ぐためには、平素から「医療」のみならず、「介護」においても、限定利用を考え、意思表示をし、周囲とよく話し合っておくことが必要なのです。

こんなケースも看取っています

91歳の女性です（「写真3」参照）。入所の時に、頭のてっぺんに軟らかい3セ

写真3　頭のてっぺんに腫瘤のある91歳女性

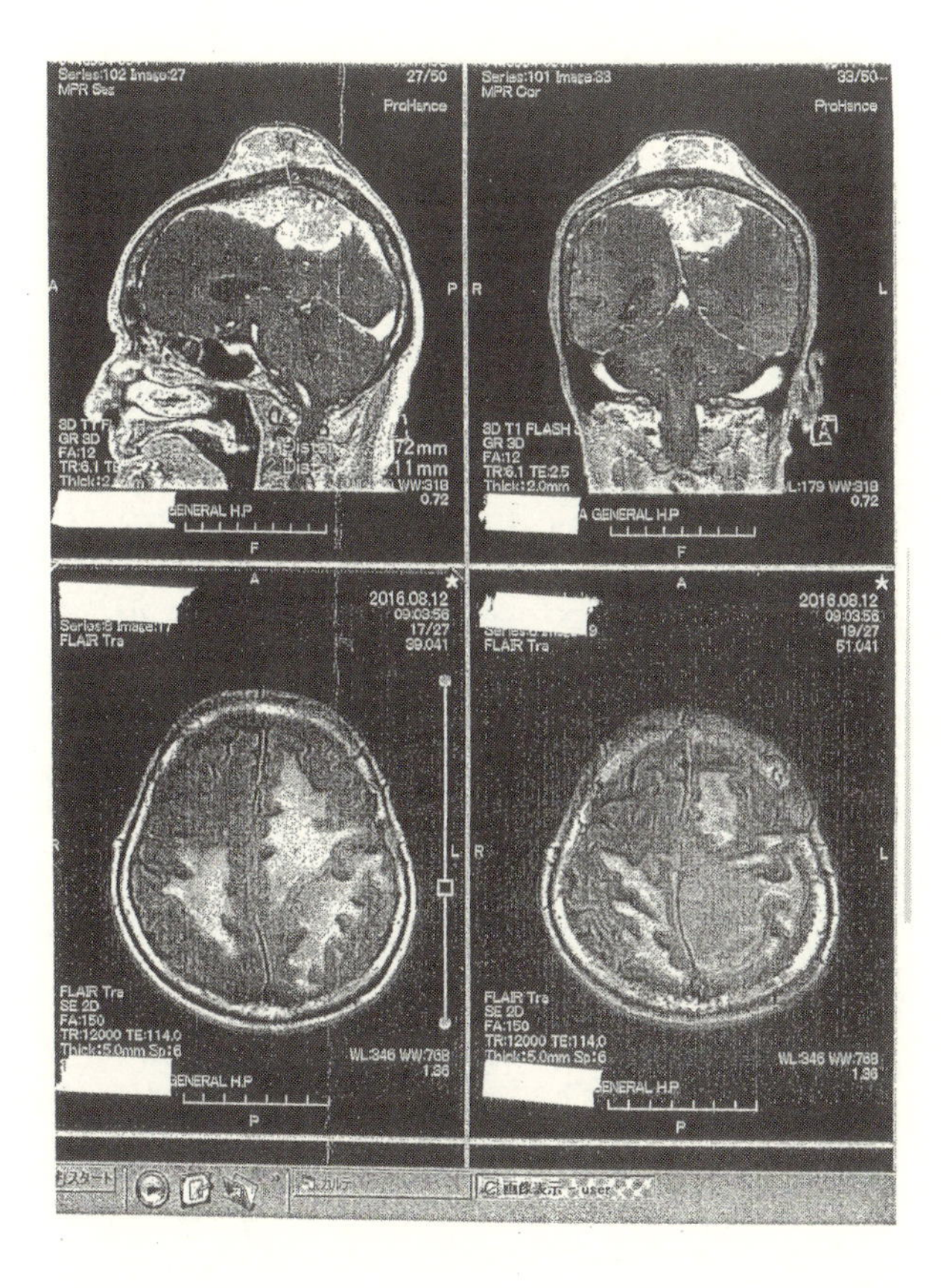

ンチ×3センチ大の腫瘤（しゅりゅう）がありました。皮膚科に紹介したところ、脳外科へ回され、頭蓋骨の外にまで進展した髄膜腫（ずいまくしゅ）（写真の白い部分、頭蓋骨の内側と外側にあります）との診断を受けました。

91歳ですが、本人は、ぼけもなくしっかりしており、手術は絶対に嫌、と拒否の意思表示をしています。脳外科は、手術はかなりの危険を伴い、年齢、体力からお勧めできないとの返事でした。

こういうケースは、初めてでしたが、このような事情ですので、様子をみることにしました。その後、頭のてっぺんの腫瘍はぐんぐん大きくなり、亡くなる1カ月前には10センチ×7センチに成長していました。

当然、頭蓋骨内の腫瘍も大きくなり、脳をかなり圧迫したはずで、その結果、半身不髄が起き、けいれん発作を起こすようになりました。

しかし、やがて、のみこみが悪くなり、傾眠状態となって自然死コースを辿り、入所から1年余りで、穏やかに亡くなりました。

髄膜腫は、ふつうは良性なのですが、このケースは、腫瘍が短期間でどんどん大きくなる悪性と呼んでいいもので、かなり稀なものと思われます。

第五章　繁殖終えたら「死」を視野に生きる、かかわる

77歳の私という存在とその責務

現在、私は77歳。一昨年、「死に損ない高齢者」の〝真打ち〟に昇進していま す。その私という存在を考えてみたいと思います。

もちろん、私には、今はこの世にいませんが、両親がいました。両親にも、またふた親がいました。そのふた親にも、またふた親がいました。そうやってご先祖を遡っていきますと、27代前には1億3000万人、33代遡りますと、なんと、今の地球上の人口より多い、86億8000万人にもなります。33代といっても、今から1000年も遡らないでしょう。

こんなにも多くの遺伝子が、私の中に凝縮されているのです。いやそれだけに止まりません。もっともっと遡るわけですから、文字通り、人類皆兄弟ということになるのかもしれません。それに、昔は戦争、疫病、飢饉(ききん)がふつうでしたから、関係者の誰か一人が欠けても、私という存在はなかったわけです。従って、私が現存するというのは、奇跡といっても過言ではないと思われます。

また、身体の構成要素という物質レベルで考えてみましょう。私の身体の内臓の大半は、炭水化物、脂肪、蛋白質でできています。その他に金や銀や銅や鉄や亜鉛などが少量あります。元素レベルでみますと、炭水化物と脂肪は、炭素（C）、水素（H）、酸素（O）で構成されており、蛋白質は、C、H、Oに窒素（N）が加わります。

死ぬと火葬されて天空に散り、偏西風に乗って世界中を回り、雨や雪とともに地上に落下、植物や動物の身体を構築し、それを私が食べることによって、身体づくりに利用しているわけです。つまり、ご先祖さまを食べているわけです。いや、ご先祖さまだけではありません。釈迦やキリストや孔子、徳川家康や真田幸村など、実在した人達の身体を構成していた元素の一部が私の身体の中に入り、組織、臓器をつくっていることになります。これは、皆さん方の身体の一部も構成しているはずですから、この面からも、人類皆兄弟といえるように思われます。結局、使い回しをしていることになります。「使い回し」の観点に立てば、土葬であろうが水葬であろうが、風葬、鳥葬、皆同じことになると思います。

さて、次に、受精について考えてみましょう。皆さん、受精の瞬間を思い出してみてください。隣に、いっぱい精子が泳いでいたはずです。もし、あの時、隣を泳いでいた精子が先に卵子に突入していたら、私という存在はありません。つまり、私達は、受精レースの優勝者なのです。東京マラソン、大阪マラソンで優勝したら凄いといわれますが、どんなに多くても、せいぜい5万人、10万人の規模にしかすぎません。

それに引き換え、私達の場合は、数億が相手です。そこで優勝したわけですから、超エリートといっていいと思います。多少器量が悪かろうが、頭が悪かろうが、卑下することはありません。もっと胸を張りましょう。

人の生を受くるは難(かた)く　やがて死すべき身の　今いのちあるはあり難し

また、私達の身体には、前述のように、ご先祖さまの遺伝子が凝縮されています。つまり、遺伝子の乗りものなのです。生殖行為によって、遺伝子は、次の世代に乗り移っていきます。繁殖を終えれば、遺伝子に乗り捨てられた抜け殻といっていいと思います。

ですから、繁殖を終えれば、いつ死んでもいいというのが、自然界の〝掟〟なのです。その典型が鮭で、産卵後間もなく息絶えますし、植物の一年草は、花を咲かせて実を結べば、用済みということで枯れてしまいます。

その意味では、私などは「死に損ない」の年寄りということになるわけですが、毎日、他の生きものの「いのち」を奪って生かしてもらっています。

他の生きものの犠牲のうえに、生かしてもらっている以上、まだ、果たさなくてはいけない役目、義務があると考えなくてはなりません。

それは、年を取るといろいろな不具合が生じますが、それと上手に折り合いをつけて生きる「老いる姿」と、自然な穏やかな「死にゆく姿」を後継者に見せて、安心させるという役割です。

「老い」にはこだわらず寄り添う

人間も長年やっていると、全体が衰えてきます。これは、自然の摂理です。年を取るということは、昨日までできたことが今日はできなくなることです。

これまで、私達同業者は「健やかに老いなければいけない」などといって、年寄りを脅かしてきました。でも、老いるということは、健やかでなくなることですから、そんなことをいわれたら、オチオチ年を取れなくなってしまいます。本当に罪なことをいってきたものです。

今77歳、「死に損ない高齢者」の〝真打ち〟を驀進中の私は、朝起きた時に、立ったままズボンを穿けなくなりました。なにしろ、腰が固くなっていて曲がらない、脚が上がらないのですから当然です。けれども、腰掛ければ、まだ、誰の手を借りることもなくズボンを穿けますから、嘆く必要はありません。年を取るとは、こういうことなんだと受け入れればいいだけの話です。もう一度、立ったままズボンを穿きたいなどと、つゆ、思いません。

この間も、駅のホームで、点字ブロックのイボイボに躓いて二度も転び、恥かしい思いをしました。足を上げているつもりが、爪先が下がっているのです。若い頃は、年寄りが畳の縁に躓いて転んだという話を聞いて、何でそんな芸当ができるのかと不思議に思っていました。しかし、現在は、さもありなんと納得しています。

ですから、現状を変えるべく、今流行のロコトレをやって、夢よ、もう一度などとは、全く思いません。あんなことをしても、少しも楽しくありませんから。

そういえば、以前、勤務医をしていた頃、80歳の爺さんが外来にやってきて、「先生なあ、わし、昔はあそこまで歩いて15分で行けたんじゃ。ところが今は、途中で一服して30分もかかるんじゃ。もう一ぺん、15分で歩きたいんじゃが、なんかいい薬はないかのう」とおっしゃる。そんな結構なもの、あるわけがない。

これは、受け取り方の問題なのです。昔のようにスタスタ歩けるようになればいいのですが、若返る以外に、そうなることはありえません。そこで、途中で一休みして30分かかるようになったけれど、まだ誰の手も借りずに、ひとりであそこまで行けると考えれば、気持ちの張りという点で、天と地ほど違ってきます。

日本人は、ダメになったことにこだわりすぎです。なんとか昔のようにと悪足(わるあ)

搔きをします。長年使ってきたのですから、ガタがくるのがあたりまえです。年寄りはどこか具合が悪いのが正常なんです。

年寄りのくせにどこもなんともないなどという方が、余程異常というべきです。そういう人は、即刻、精密検査を受けた方がいいと思います。

とにかく、余程のことでない限り、こだわらずに受け入れて寄り添った方が、生きるのが楽になること請け合いです。

「老い」を「病」にすり替えるな

今時の年寄りは、「老い」の衰えを素直には認めません。この不具合は病気のせいだと思って病院へ行きます。医者にすれば、年寄りは飯の種ですから「年のせい」と、のどまで出かかっても、決して口にすることはありません。口にした途端、「飯の種」が逃げてしまい、二度とこなくなりますから。

そして、「動脈硬化症」とか「骨粗鬆症」とか「変形性膝関節症」とか、もっともらしい病名をつけてくれます。でもこれらは、みんな老化か老化がらみなんです。ですから、いまさら医者にかかって薬をのんだところで、根治するはずがないのです。余程辛ければ、それを少しだけ和らげてもらって、満足しなくてはいけないのです。

ところが、前述のように、今時の年寄りは欲が深く、こんなに医学が進歩しているのだから、もっとよくなるはずだ。よくならないのは、今診てくれている医者の腕が悪いせいじゃないかと思うわけです。

そして、もっと大きい病院へ行って精密検査をして専門医に診てもらえば、なんとかなるのではないかと〝マインド・コントロール〟されています。

しかし、若返ることはできませんから、どこへ行って誰に診てもらおうと、事態は変わりません。諦めるのにムダな時間とお金がかかっているのです。

でも、「死に損ないの高齢者」の〝真打ち〟ともなれば、窓口負担が原則1割という、お金のかからない今の医療制度下では、この〝マインド・コントロール〟を解くことは困難でしょう。

けれども、この、いつでもどこでも、誰でも低額で医者にかかれるという、世界に冠たる医療保険制度も、今や風前の灯です。なんとか、潰さないように年寄りが心を入れ替えて、子や孫の世代に残してやらなくてはいけません。

年寄りなんだから、根治はしない。「年のせい」と認めるということです。そして、上手につき合う方向に転換することです。もちろん、治せるものは治せばいい、でも、年寄りの不具合は老化ですから治せません。治らないものは受け入れた方がいい、そうすると、不具合があっても、ずっと楽に生きられます。

くり返しになりますが、日本人は、ダメになったことにこだわり、なんとか元のようにと足掻きすぎです。まだ、できることは沢山あるはずです。残存能力をフル活用することです。

おいしいお酒も、のんでいるうちに減ります。半分になった時点で「わあ、もう半分しかない」と思うか、「いやいや、まだ半分もある」と思うかでは、天と地ほどの差が出ます。

これは昔からいわれている「欠けた歯を惜しまず、残った歯を喜び、抜けた頭髪を憂えず、未だ生えている髪を数える」精神です。「もう○○しかできない」ではなくて、「まだ○○もできる」と受け取ることです。

「ピンピンコロリ」は願ってもムリ

直前まで元気で、コロリと死にたいという、「ピンピンコロリ」を願う年寄りが、圧倒的に多く見受けられます。

全国的にも有名な福島県の「会津ころり三観音」や、長野県佐久(さく)市の「ぴんころ地蔵」、通称ぽっくり寺といわれる奈良県生駒郡斑鳩町の吉田寺などは、御利益を求める年寄りで大賑わいと聞きます。

その他、中気封じやぼけ封じの寺も、全国各地にあり、年寄りに人気といわれています。その一方で、中気封じの寺の住職が半身不随で長い間ねたきりだとか、ぼけ封じの寺の住職がぼけて、周囲を困らせているなどという話も耳にします。

しかし、「ピンピンコロリ」は、現実的に考えてみて、脳卒中でコロリは稀有ですし、心筋梗塞も心臓破裂でも起こさない限り、まずムリでしょう。

なお、直前まで元気だったということは、死亡診断書を発行してくれる医者がいないはずですから、当然、警察のご厄介になって、死体検案書の作成が必要ということになり、警察からいろいろ聞かれたり、近所に聞きこみをされたりして、残された家族が不快な思いをする場面も多々あると考えられます。

そして、周囲にも、自分達がもっと気をつけていれば、こんな事態は招かなかったのではないかと、自責の念と後悔を生じさせる可能性も大です。

ですから、最後は、あまり長いと負担がかかって大変ですが、1週間か10日ぐらいは看病の時間があった方がいいように思われます。

本来、年寄りには、じわじわ弱って死んでいく自然な姿を後継者に見せるという、最後の大事な役割があります。

にもかかわらず、その役目を果たすのは嫌というわけですから、これは、「エゴの固まり」「ケチの極み」といっていいと思います。

生、老、病、死は、「四苦」といわれます。死も、また「苦」(ドゥッカ、思い通りにならないもの)です。ですから、「死に方」にこだわるのではなく、「死」を視野に入れて、その日までどう生きるかを考えた方がいいと思います。

また、今、「健康寿命」(介護などが必要なく、健康で自立した生活が送れる期間)を延ばす運動が盛んです。平均寿命との差が、男性で約9年、女性で約13年もあるそうですから、これを縮めることに異論はありません。ただ、いくら「健康寿命」を延ばしても、平均寿命と重なることは考えられません。もし、重なれば「ピンピンコロリ」ですが、それはありえないでしょう。

ならば、「健康寿命」が尽きて、周囲の援助を受けながら、生きる期間をどうするかも大事なはずです。ここは、私は、「世話され上手」（後述）になることだと思います。そして、「死に時」（自力でものが食べられなくなった時）がきたら、まだ早いなどとぐずらないで、「長生き」や「長生かされ」は辞退して、潔く死を受け入れることが、「健康寿命」を延ばすことに、負けず劣らず重要なことだと思います。

「世話され上手」になる

どのアンケート結果をみても、在宅死の希望は、6割を超えるといわれています。しかし、現代においては、自宅で死ぬというのは、最高の贅沢といっても過言ではありません。

もし、これを実現しようと思うなら、「世話され上手」3カ条の〝掟〟を守る覚悟がなくてはいけません。

一、自分でできることは精一杯する
二、自分ではできないことをしてもらった時には、相手が誰であろうと、必ず礼をいう
三、できるだけ、愚痴や弱音は吐かない

今時の年寄りは、甘ったれが多いのか、少し不自由だったり、ちょっと具合が悪いと、いたわってもらって当然、いろいろしてもらってあたりまえと考えてい

ます。でも、核家族化や共働きや老老世帯のため、介護の余力が減っています。従って、自分でできることまでしてもらおうなどと、甘い考えは捨てなくてはなりません。

しかし、どんなに頑張っても自分ではできないことが、だんだんと増えていきます。その時は、ありがたく世話になり、そして、相手が家族であろうと他人であろうと、必ずお礼をいうことです。礼をいわれて、機嫌が悪くなる人間はいません。これは、世話を受ける時のエチケットです。

よく自分の思い通りにしてくれないと苦情をいったり、非難したりする年寄りがいますが、あれはいただけません。だいたい、わずかの金で相手を自分の思い通りに動かせるなどと考えるのは、思い上がりというものです。

それから、最後は、できるだけ愚痴や弱音は口にしないということです。毎日、どこそこの具合が悪いだの、しんどいだの、こんなことならいっそ死んだ方がましだ、などと口走られたら、介護する側もたまったものではありません。

そんなに具合が悪いのなら病院へ行ったらとなったり、もて余して介護施設に片づけられる運命になること必定です。

この3カ条を実行する覚悟がないのなら、自宅で死にたいなどと大それた考えは、捨てた方がいいと思われます。

“生きすぎ”は辛いよ、長命地獄社会

ショート・ステイを初めて利用した94歳の女性。

「わたし、辛いんです」

「何がですか」

「ここが嫌やいうてるんやないんです」

「はい」

「家にいたいんです」

本当に辛そうにのたまわれます。なるほど、たしかに、身体の方は弱ってきて、自分で自分の面倒がみられなくなっている様子です。ですが、頭の方はしっかりしていて、あまりぼけはないようです。

しかし、それだけに、今、自分が置かれている状況が、よく理解できているのでしょう。

つまり、家族を介護の労苦から一時的に解放し、心身の回復を図ってもらう（レスパイト・ケアという）ために、家から離れて自分がここへこなければならないという事情を、頭ではわかっているということです。

ですから、半ぼけ以上の、3分の2ぼけのバアちゃん達が、よく口にする「それもこれも、みんな悪い嫁のせい」（そんな悪い嫁と結婚した息子の製造元は誰なんだよ。まあ、でも自分の作品にケチはつけられないか）などというセリフは、最後まで口にすることはありませんでした。

身体が丈夫で、頭が不自由になった場合は、そこらをウロウロされて困ったことになりますが、逆に、身体は不自由になったけれど頭ははっきりしているケースでは、周囲の状況がわかるだけに、さぞ辛いことだろうと察せられます。

死ぬに死ねない長命地獄社会、「死に損ない高齢者」の〝真打ち〟に昇進した現在、非常に身につまされる出来事でした。

「絆」はほだしとも読む

日本人は「絆」という言葉が殊の外、好きなようです。しかし、「絆」には、「きずな」と同時に、「ほだし」という読み方があるのです。

「情に絆されて」という、あのほだしです。広辞苑には、「足かせ、手かせ」「自由を束縛するもの」とあります。

超高齢社会で、身内と呼べるものが死に絶え、ひとりだけ生きすぎると、ほだしと呼ぶべきケースに時々お目にかかります。妻子がなく、兄弟もあの世へ行ってしまっている、100歳近い男性が亡くなりました。遺骨の引き取り手を探していたところ、弟の嫁の連れ子（養子縁組をしている）が見つかりました。遺骨の引き取りを要請しましたが、嫌といいます。それは、そうでしょう。今まで聞いたこともない、一度も会ったことのない人間の遺骨なのですから。「引き取れ」「引き取らない」の押し問答の末、実は800万円ほど貯金があるのですがと話をすると、「ああ、じゃあ、行きます」と一件落着。

でも、遺骨の運命はどうなるのでしょう。帰りの列車の網棚の上に置かれたままでなければいいのですが……。

また、若い頃、幼い子供と妻を捨て、別の女性のもとへ走った男性がいます。でも、間もなく、その女性からも捨てられます。しかし、今更、捨てた妻子のところへは帰れません。そのまま、晩年を迎え、施設でひっそりとこの世を去ります。若い頃の自分のした仕打ちを心得ていたのでしょう。生前、決して実子の存在を口にすることはありませんでした。

施設としては、遺骨の引き取り手を探さなくてはなりません。その結果、実の息子が探し当てられました。しかし、苦労が祟ったのか、母親が間もなく他界したため、その息子は養護施設で育ちました。そして、一度も父親だと思ったことのない人の遺骨を引き取れといわれ、当惑しています。

でも、結局、戸籍上は親子なので仕方がないと、渋々承諾しました。

親孝行　したくもないのに　親がおり

「絆」が、きずなになるか、ほだしになるかは、家族内に難題が持ち上がった時が、分かれ目のようです。つまり、「結束が強まるか」、それとも「バラバラになって崩壊するか」というタイミングです。

近頃、増えているといわれる、通夜も告別式もせず、直接遺体を火葬場に運び込む「直葬」も、「絆」がほだしになっている証左のように思えてなりません。

私も、「死に損ない高齢者」の〝真打ち〟に昇格したからには、ほだしの元凶になることだけは、できるだけ避けたいと思っています。

人生を楽に生きる

「とらわれず、こだわらず、あるがままを受け入れる」

これは、仏教の「空（くう）」の精神です。

もし、このことが実践できれば、生きるのがずっと楽になるはずです。「老い」にこだわらず、「病」にとらわれず、「死に時」が到来したら、まだ早いなどといってぐずらないで、素直に従うといった類です。

しかし、実際のところ、私たち凡人には、なかなか実践できません。どうしても、物事を「いいか悪いか」とか、「損か得か」とか、「好きか嫌いか」とか、「清潔か不潔か」とか区別して、それにとらわれて不自由になっています。

病院の職員でも、ビールやジュースをレジャーコップでは飲めても、未使用の採尿コップで飲める人は稀です。厳密に調べてみれば、どちらの方が清潔か、わかったものではないのですが。

病院に、ふつう4号室はありません。点滴に消毒液が混入され、男性患者2人が死亡して話題になった横浜市の大口（おおぐち）病院にも、４０４号室と４０９号室はない旨、報道されていました。病院によっては、4階がないところすらあると聞いたことがあります。３A階、３B階で5階になるのだそうです。

私も、過去には、数字にこだわっていた時期がありました。昭和45年、高雄（たかお）病院に赴任した時、院内に売店を開いていた原住民のおじさんと仲良くなりました。年の暮れになり、おじさんが「先生、正月の餅ついたろか」というので、「ああ、頼むよ」といったところ、29日につくというんです。そこで「おじさんなあ、私の郷里の長野県じゃ、29日はく（苦）餅といって嫌がるんだけどなあ」といったら、「なにいっているんだ。29日は、2と9でふくなんだ」というんです。ものは考えよう、受け取りよう、「苦」が「福」になるのかと、目を洗われる思いをしたことがありました。

世間一般には、まだ「日」に関するこだわりがあります。「大安」だの「仏滅」だの「三隣亡」だの……。たいてい「友引」に葬式を出しません。友を引くというわけです。でも、世間には引いていってもらった方が世のためという人が沢山いるはずなんですが……。それはともかく、本当に友を引くとしたら死んだ日であって、「葬式」をする日ではないと思うんですけどねえ。まあ火葬場の定休日と思えば、どうってこともないですが。

方角にも「鬼門」というこだわりがあります。他にも、手相、人相、骨相、姓名判断に星占い、それから血液型に凝っている人もいます。A型は「几帳面」だとか、B型は「自分勝手なマイペース型」だとかいうわけです。

私も、時々、標的にされることがあります。

「先生、血液型はなんですか」

「中型（実際はO型なんですが）」

「……!?」

そうか、タクシーじゃないから中型や小型はないか、でも、小型の血液型なんぞというのがあったら面白いと思うんですけれども。

だいたい、血液型で性格が決まってたまるかと思っているので、大抵、「中型」とか「H型」と答えることにしているんです。もっとも、相手によっては、真面目に聞いているのにといって、ふくれますけど。

たしかに、過去に、血液型と性格の関係を調べた人がいたのでしょう。そして、たとえば、A型の人に几帳面な人が多かったというのは、多分、事実でしょう（多いというだけで全員ではない）。しかし、逆に、几帳面な人に何型の血液型が多いかということは調べていないはずなんです。

ただ、凝っている人を観察していると、あたらなかった時には「おかしいなあ」と忘却の彼方、あたった時は「やっぱり」と蓄積されていって、確信になっているようです。

医療の現場でよく使われているエビデンスについても考えてみる必要があります。先に述べたように、統計学的に処理することを「科学的」といっているのですが、全員がそうだというわけではありません。そういう傾向が、統計学的にはあるということで、だから、あなたもそうだとはいえないわけです。

そうなる確率が高いというだけで、実際にあなたの運命がどうなるかは、わかりませんということです。

いずれにしても、科学的であろうがなかろうが、あまり、こだわって、とらわれて、振り回されない方が、楽に生きられること請け合いです。

「生」の充実のためには「死」の助けが必要

戦後は、戦中の赤紙一枚でいのちを落とした反動のためか、「死」を極端に嫌って目を背け、考えないようにして、「死んで花実が咲くものか」「いのちあっての物種」と、「生」を謳歌してきました。

しかし、本来、「生」と「死」はセットになっており、切り離すことができないはずです。それをムリに切り離したために、「死」が希薄化し、おかしくなってしまったような気がしてなりません。

生きもののいのちは有限です。人間とて、例外ではありません。その有限のいのちを充実させるためには、「死」の助けがいるのです。ちょうど、甘みを増すのに、塩があった方がいいように。

このように、「生」の充実のためには、「死」を視野に入れて生きる必要があるのではないかと考えて、1996年4月から「自分の死を考える集い」という活動を始めたわけです。なにしろ、看板に「死」が入っているので長くは続かないだろうと思っていたのですが、案に相違して250回を迎えました。

「死」を考えるといっても、死に方を考えようというわけではありませんから、この〝集い〟のキャッチフレーズは、「今を輝いて生きるために死を視野に」なのです。

今では仲間もでき、東京では醤野(しょうの)良子さんが三鷹「自分の死を考える集い」を、名古屋では成山(なりやま)春江さんが、名古屋「自分の死を考える集い」をつくって、同趣旨の活動をしてくれています。
「死」を視野に入れて生きるための具体的な内容は、次の3つです。

一、「定年」「還暦」などの人生の節目で、来し方を振り返り、総まとめをする
二、「余命6カ月といわれたら」エクササイズを行う
三、「事前指示書」を認め、家族や周囲とじっくり話し合う

まず、繁殖を終えた「定年」「還暦」あたりで、一度、それまでの人生を振り返ってみようということです。

女性の場合は、毎月の産卵がなくなっているので、繁殖が終わったといってもいいと思います。しかし、男性の場合は異論があるかもしれません。ただ、精子製造機も老朽化し、不良品が多くなって実用向きでなくなってきていると思います

ので、女性と同様に考えてもいいのではないでしょうか。

　エンディング・ノートに、自分史の欄がありますが、生まれてから順に書こうと思うと、なかなか前に進みません。人生を振り返るにはコツがあります。今、自分が、ここにこうしてあるのは「あの人のおかげだ」「あのことがあったせいだ」という、人生の転機になった出来事が、誰にでも5つや6つはあるはずです。結婚は、特に女性の場合は、人生の転機になることが多いと思います。なぜなら、もし別の人と結婚していれば、別の人生を歩んでいたはずですから。

　それはともかく、この人生の転機になった出来事を柱にして、その間を紡いでいけば、なんなく人生を振り返ることができます。

　そうすると、自分の人生には、これまでいろいろあったけれど、それほど悪いものではなかったと、人生を肯定できると思います。同時に、では、今大事にしなくてはならないものは何か、今後どう生きるべきかも見えてくるはずです。

そして、その、どう生きるべきがどうなったかを、毎年チェックしようというわけです。

次は、「余命6カ月といわれたら」エクササイズです。

これは、もし、今、自分がどこかのがん（がんはお好きなものを自由に選んで下さい）で、余命6カ月といわれたら、何をしたいかを考え、それを具体的に書き出して実行しようということです。

今は、まだ元気ですから、何でも実行できるはずです。

たとえば、過去に大親友と仲違いしてそのまま放ってあるけど、死ぬまでに是非和解しておきたいとか、誰かに非常に悪いことをしたままになっていて、ずっと心にひっかかっているけど、是非詫びて許しを乞いたいとか、もう一度、あの人に会っておきたいとか、もう一遍、あそこへ行っておきたいとか、いろいろあると思います。

ホスピスの患者が、死に際に故郷の墓参りがしたいといい出し、大勢の職員が附き添って行ってみたら、墓は山の上にあり、皆で車椅子を担ぎ上げ、無事に墓参りができた、そうして帰ってきて3日目に亡くなった。めでたし、めでたしなどという話を時に耳にします。しかし、そんなことは、元気なうちに自分でやっておけよといいたいですね。これは、いかに日本人が、死を考えようとしないかという証左でしょう。

最後が、「事前指示書」を認め、家族や周囲とよく話し合うことです。

これには、「死体」になるまでと、「死体」になってからの事柄があります。いろいろなグループの作ったものが、各種あります。医療系のものは、「死体」になるまでですし、最近、各地でよく行われている終活セミナーでは、「死体」になった後が中心です。すなわち、「遺言」「相続」の問題や、「葬儀」「墓地」「霊園」の準備などです。

「事前指示書」に関しては、後程、項を改めて論じたいと思います。ここでは、「死体」になるまで、つまり、自分が意識不明になったり、ぼけて正常な判断力が失われた時のために、死に際にはどんな医療を受けたいか、あるいは受けたくないか、どこで誰にどんな介護を受けたいかを、周囲ととことん話し合っておこうというものです。

なぜなら、最後は「延命」をどうするかなど、医療側や介護側から、家族や周囲の者が決断を迫られるからです。

ただ、現実には、本人、周囲とも「死」を考えることを忌避していますから、話し合いがなかなか実現しません。たとえば、親の方から持ちかけたとしても、子供の方に心の準備がなければ、「親父、そんな縁起でもないこというなよ」と一蹴され、話し合いになりません。

逆に、親にきちんとしてもらわないと困るので、子供の方からいい出すと、

「おまえは、そんなに早くワシに死んでほしいのか」とか「そんなに親の財産が欲しいのか」などといわれ、大喧嘩になってしまいます。

「事前指示書」は、最後まで、自らの人生の主人公として振る舞うために必要なものであると同時に、残されるものに対する思いやりになるのですが、現在は、まことに残念な状況にあるといわざるを得ません。

できれば、毎年、「誕生日」には実行しましょう。そうしておけば、いざその日がきても、仕残したことは激減していて、人生は充実したものになり、満足して目をつぶることができるように思います。

繁殖を終えた者には「死」を視野に入れてかかわるべし

繁殖を終えた者に対して、家族や周囲が「死」を視野に入れてかかわるようにしてもらえば、ムダな「長生かし」や「長生かされ」は避けられる可能性が大です。最後になって「こんなはずではなかった」との思いから、死ぬのを先延ばしされても、少しも嬉しくもありがたくもありません。

具体的には、次の3カ条も実行しましょう。

一、「余命6カ月といわれたら」エクササイズを行う
二、「お通夜」エクササイズを行う
三、いろいろな機会を捉えて「死に方」の真意を探る

まず、「余命6カ月といわれたら」エクササイズについてです。前項の場合は、親が、自分ががんと告知を受けた時、残された期間をどう生きたいか、でしたが、ここでは、もし、親が告知されたとしたら、家族や周囲はどうかかわるかを考えようというものです。そして、してやりたい項目を具体的に書き出し、それを実

行しようというものです。

たとえば、欲しがっていたものをプレゼントするとか、行きたがっていた場所へ一緒に行くとか、たとえば、旅行好きなら、日本一周のクルーズとか海外旅行など、ムリのない範囲で実行するということです。

次が、「お通夜」エクササイズですが、これは、よく通夜の席で、「こんなことなら、もっとああしておくんだった、こうしておくべきだった」という嘆きが聞かれます。その〝ああして〟〝こうして〟を書き出して、今のうちに実行しておこうということです。

最後は、折りに触れて「死に方」の真意を探っておこうというものです。

今、一般的に、日本人は「死」を話題にすることを嫌っていますから、まともに聞いても、答えてくれることはまずありません。そこで他人のケースにかこつけて真意を探ろうということなのです。

たとえば、有名タレントの死につぷりが大きく事細かに報道されることが、よくあります。そんな折りに、その感想を聞いてみることです。また、ドラマなどを見ていると、死の場面がよく出てきます。そんな時、こんなのはどう思うかなどと聞いてみることです。「あれは嫌だねえ」とか「あんなのがいいねえ」と感想が洩らされるでしょう。新聞、テレビ、週刊誌の死に関する話題や、友人、知人の死に際の話など、事あるごとに質問して、できるだけ多くの情報を集めておこうというものです。

本人の真意が全く不明のまま、最後の決断をするのは、家族や周囲の者にとっては非常に辛いものがあります。

長い間、一緒に暮らしていれば、どんな食べ物が好みだとか、どんなテレビ番組が好きだなどということはわかりますが、どんな死に方を欲しているかなど、皆目見当もつきません。

そこで、「延命」を決断してもしなくても、本当にあれでよかったのかと、生きている間、ずっと悩むことになるわけです。

また、本人の意向が全く不明の場合、とかく「しまった、こんなはずではなかった」と「延命」に走ってしまいます。自分達の思いや世間体などが優先され、本人のためかどうかということは、全く考慮されてはいません。

こういうことを避けるために、平素から、できるだけ「死」を視野に入れて、かかわるようにしましょう。

少なくとも、年に1回、「母の日」にはカーネーションなど贈らなくてもいいので「母の死」を、「父の日」には父の、「敬老の日」には祖父母の、「結婚記念日」にはつれあいの死を考えましょう。

やがてその時が必ず到来するわけですが、毎年実行しておくことで、いざその時を迎えても、後悔することは一段と減っているはずです。

私の場合を申しますと、ふだんから「お通夜」エクササイズを実行しています。２０１６年の３月で結婚50周年を迎えました。もう２人とも年ですし、この先何年一緒に暮らせるかわかりません。そこで、妻からいろいろな要望が出された時、もし、通夜の席で「こんなことなら、あの時反対するんじゃなかった。いうことを聞いておいてやればよかった」と後悔することはないかと自問したうえで、対応するようにしています。

このように、「いのちの有限性」を考えて、「死」を視野に入れ、かかわっておくことは、非常に大事なことだと思います。

「事前指示書」は残される者への最後のプレゼント

今、医療や介護の現場では、患者や利用者がいのちの最終局面を迎えた時、家族にどうするかの決断を迫ります。

しかし、大多数の日本人は、「死」を縁起でもないと嫌っていますから、前もって、どうするかを家族と話し合っていることは、まずありません。その時点で、本人に聞こうにも、意識レベルが低下していたり、ぼけて正常な判断力が失せていたりで、尋ねようがないのが実情です。

そのような状況ですから、それまで一緒に生活をしていた家族なら、本人の希望がわかるであろうということから、いきおい、家族に、となるわけです。

しかし、日常生活上の好みならともかく、こと「生き死に」に関しては、全く別の話ですから、本当に酷なことだと思います。直接、話し合っていないとしても、類推できるのではないかという趣旨なのですが、それもむずかしいというのが、現状でしょう。その根拠となるようなやりとりは、全く思いあたりません。

そこで、結局、家族がどうしてやりたいかという、自分達の思いを表明することになってしまいます。そこには、それが本当に本人の希望なのかどうかということについては、全く考慮されていません。

こういう状況下での決断ですから、亡くなった後もずっと、本当にあれでよかったのかという思いが、つきまとうことになります。

これを回避するためには、本人がまともな状態の時に、最後の局面で、「どんな医療措置を受けたいか、あるいは受けたくないか」とか、「どこで、誰に、どんな介護を望むか」の意思表示をし、それについて、よく家族と話し合っておく必要があります。

このことは、医療の〝虐待〟や介護の〝拷問〟からわが身を守るだけでなく、家族を無用な悩みから救うことにもなるのです。

「資料9」は、私が講演の時に配布しているものです。

「死体」になるまでの事柄と、「死体」になってからの出来事の2つに大きく分けてあります。後者は、直接、被害は蒙りませんから、すべて家族任せでも構い

資料9　「事前指示書」の用意は家族への思いやり

Ⅰ 死ぬまで何処で、どんなふうに生きたいか? どこまでの医療を望むか?　誰にどういう介護を望むか?

1. 脳死を認めるか
2. ペースメーカーの装着
3. 心肺停止
   ・心臓マッサージ、電気ショック
   ・気管切開、人工呼吸器
4. 自力で口からのみ食いできなくなった時
   ・そのまま自然に任せる
   ・できる限り食べさせてほしい
   ・鼻チューブ、胃瘻
   ・中心静脈栄養
   ・末梢静脈輸液(いわゆる点滴注射)、大量皮下注射
5. 痛みに対して
   ・麻薬の使用
   ・セデーション(終末期鎮静)
6. 人工透析
7. 輸血
8. その他
   強力な抗生剤、昇圧剤、強心剤など
9. 最期を迎える場所
   病院、ホスピス、自宅、施設(　　)、その他(　　)

Ⅱ 死後の問題

1. 通夜、告別式、法要
2. 墓地、霊園、散骨、手元供養
3. 遺言、相続
4. 病理解剖
5. 臓器提供
6. 献体

Ⅲ 代理人指定

ません。でも、希望を述べておいてもらえば、家族としても、大変助かると思います。

前者の「死体」になるまでは、直接被害を蒙るわけですから、きちんと意思表示をして話し合っておきましょう。内容に関しては、前著『大往生したけりゃ医療とかかわるな』で、詳しく述べましたので、参考にして下さい。

ただ、前著では、介護に関する項目が入っていません。穏やかに死ぬためには、医療に劣らず、かなり重要です。そこで、「4．自力で口からのみ食いできなくなった時」として、次の2項目を追加しました。

一、そのまま自然に任せる

二、できる限り食べさせてほしい

二は、〝延命介護〟につながります。先に述べたように、自力でのみ食いできなくなれば、「寿命」ということです。ですから、もし、安らかに死にたいのであれば、「そのまま自然に任せる」を選ぶべきかと思います。

「死体」になってからのことは、どうでもいいよという人は別ですが、病院死の場合、多分、大学病院なら必ず解剖させてほしいという話が出ると思います。

そんな折り、お世話になったと思えば、なかなか断りにくく、渋々承認ということにもなるでしょう。しかし、もし、死んでからでも切り刻まれるのは嫌と思えば、その旨文章化しておけば、家族としても、申しわけありませんが本人の希望がかくかくしかじかなのでと、断りやすいと思います。

また「臓器提供」の項ですが、〝真打ち〟に昇進すると「後期高齢者医療被保険者証」の裏側に、

1. 私は、脳死後及び心臓が停止した死後のいずれでも、移植の為に臓器を提供します
2. 私は、心臓が停止した死後に限り、移植の為に臓器を提供します
3. 私は、臓器を提供しません

〈1または2を選んだ方で、提供したくない臓器があれば、×をつけてください〉

〈心臓・肺・肝臓・腎臓・膵臓・小腸・眼球〉

とあります。

まあ、角膜ぐらいは役に立つ可能性はありますが、誰が75年以上も使い古したぼろぼろの臓器を欲しがりましょうや。まさに茶番です。移植の希望者が欲しいのは、20代、30代の若くて活きのいい臓器です。もっとも、若者は性行為が盛ん

ですから、エイズが心配ということもあるかもしれませんが。

「献体」に関しては、献体すれば葬式が省けると考える不心得者が増えた模様で、大分、だぶついていると聞きます。

そのため、大学によっては、献体登録を停止しているそうです。このような供給過剰の下での献体資格としては、五体満足が条件となります。なぜなら、胃とか子宮とか一つしかない臓器が切除でなくなっていると、実習生が往生するからです。

ですから、このような過当競争の状況下では、献体希望者は、手術はできるだけ辛抱するようにして下さいね。

いずれにしても、〝真打ち〟昇進者は、「事前指示書」は必ず用意しておきましょう。これは、家族に対する最後のプレゼントですから。

第六章

〝真打ち〟は「死に時」がきたら素直に受け入れよう

年寄りの救命救急医療は制限すべし

今、救急医療の現場は、〝真打ち〟で溢れ返っています。このままだと、若い人の救急を断るか、救命救急医療の質を落とすかのどちらかをしなければならなくなると、警鐘を鳴らしている人がいます。それは、東京都立墨東病院救命救急センター部長の濱邊祐一さんです。

「週刊東洋経済」（2016年9月24日号）のインタビュー記事によりますと、こんなことをいっておられます。

「救命救急センターは、本来突発的なケガや病気になってしまった人のうち、その程度が重症、重篤な人を扱う」

「高齢になると一つや二つ病気があって、つねに薬をのんでいたりするのは当たり前、そのような人が倒れたとしても、突発でも不測でもない」

「ここへ運ばれてくるような高齢者は、もともと状態が悪く、本人が顔をしかめるほどのつらい治療をしたところで、元気な状態には戻らない」

これまで日本人は「人の命は地球より重い」とか「できる限りの治療をして、それで駄目なら諦める」という強い思いこみがあり、生命を維持するためには、多くのお金がかかるというコスト意識がないというわけです。

そこで「救命救急センターを利用できるのは70歳までとし、70歳以上で希望する人は、その医療費を全額自己負担してもらう」ということにしてはどうかという提案です。こうしないと、現在の世界に冠たる国民皆保険制度がもたないのではないかというのです。

ただ、できれば「むしろ高齢者が自ら身を引いてくれることではないかと思っている。たとえば、団塊の世代、彼等は高度成長期を生きてきて、成長の果実を手にしている。『われわれのことはいいから、国は子育て世代、子どもたちのために、われわれの使うべき税金を回してくれ』と、当の団塊世代にいってほしいと思う」

同感です。私たち〝真打ち〟は、今のいい制度を、若い人達に残してやることを、本気で考えなくてはいけないのではないかと思います。

2025年問題の解決策

医療は前述のように、中途半端なもの（ハーフウェイ・テクノロジー）であり、「不確実性」を内包し、「限界」があるのです。

再生医療がどうの、iPS細胞がどうのといったところで、所詮「老いて死ぬ」という枠内であるということを、しっかりと認識しましょう。なぜなら、そうでないとするなら不老不死になってしまい、それはありえないと思うからです。

そして、進歩したといわれる医療に縋れば、何歳であろうと、どんな状態であろうと、なんとかなるという〝マインド・コントロール〟から、解き放たれなくてはなりません。目を覚ましましょう。資源は有限なのです。

年金制度、医療保険制度、介護保険制度、こんなにいい制度はありません。それを〝枯れ木〟状態やそれに近い年寄りが、今、食い潰そうとしています。

これらの制度を、是非、子や孫の世代に残してやらなくてはいけません。それは、繁殖を終えて生きものとしての賞味期限の切れた、私達「死に損ない」の年寄りの責務だと思います。

もう、2025年まで、そんなに時間はありません。では、実現のために、どうすればいいのでしょう。それは、まず、年寄りの幸せにつながっていない「長生かし」や「長生かされ」をやめることです。

「長生かし」や「長生かされ」の原因は、年寄り自身が、全く「死」というものを考えていないこと、家族もまた考えていないことにあります。そのため、家族は、その時を迎えると、慌てて、こんなはずではなかったと後悔し、「長生かし」に走りがちになるのです。しかも、悪いことに、この「長生かし」が、僅かの金しかかからないことです。

解決策としても、年寄り本人の幸せにつながらない「長生かし」を保険からはずし、自費扱いにすることです。なぜなら、回復もせず、QOLの改善もなく、ただダラダラと死ぬのを先送りするだけというのは、そもそも、医療の適応ではないからです。

どんな姿でもいいから生きていてほしいという願いは、全く本人のことを考えていない家族のエゴです。ですから、そういうものに公的保険を使うことは、大いに問題があると思うのです。どうしてもというなら、それは医者との個人契約で、全額自己負担で行うべきでしょう。

ただ、当面は、どんな姿になっても生かしておいてほしいという、本人の事前の意思表示がある場合は、保険適応とするのも、止むを得ないと考えます（ただし、これは、あくまで過渡的な措置です）。

くり返しになりますが、食欲は本能です。生きるために食べるのは、あたりまえです。両腕に麻痺がないにもかかわらず、自力でものを食べない、あるいは食べられなくなれば、それは〝お迎えが近づいた〟と受け取ることを、年寄りの間の合意事項にしようではありませんか。

なぜなら、すでに述べたように、自力でものが食べられなくなれば「寿命」というのは、あらゆる生きものに共通の最期の姿であるからです。

私の場合は「オレが食べものに手を出さなくなっても、決してムリに口の中へものを押し込むような真似はしてくれるな」と妻に厳命してあります。

読者の皆さんの中には、ちょっとカゼを引いただけなのに、まずい、味がないといって食べものを口にしなくなる人が、けっこういるのではないでしょうか。

これまで、私は食べものがくすりなんだ、治す源なんだと考え、ムリに口の中へ押し込んできたのです。くすりに、うまい、まずいはないはずですから。とにかく押し込みさえすれば、あとはオートマチックに消化吸収されて、治す力として働いてくれると考えていたからです。

もっとも、ムカムカしていれば、とてもそんな真似はできないのですが、さいわいなことに、ほとんどありませんでした。ただ、時には、ムリに押し込んでいましたから、少し吐きそうになったことはあります。そんな時には、ソロッと寝床にもぐりこみ、30分程、身じろぎもせずにいると、なんとか落ち着いたものです。

それはともかく、前述のように、「寿命」のきた年寄りには食事介助をしないということを実行すれば、現在の特別養護老人ホームから、半分はいなくなりますし、約52万人ともいわれる待機者も半減するはずです。

そうなれば、新たに特別養護老人ホームをつくる必要もなくなりますし、約38万人の介護職員不足を補うために、外国人を雇わずにすむことになります。

以上のことを実行すれば、２０２５年問題の解決の一助になることは、間違いないと思います。

枯れ木に〝肥料〟は辞退しよう

次ページの「写真４」は、前著（『大往生したけりゃ医療とかかわるな』）でも使用しましたが、もう一度、別の視点から考えてみます。

この女性は、胃瘻歴４年、85歳で亡くなりました。全く、本人と意思の疎通はできません。また、四肢が固まっていますから身じろぎも不可能です。しかし、人工的に流動物を入れていますから、呼吸もして心臓も動き、排泄もします。全く将来の展望が何もないまま、ただただ、死ぬことを先送りされている状態です。

写真4　胃瘻歴4年、85歳女性

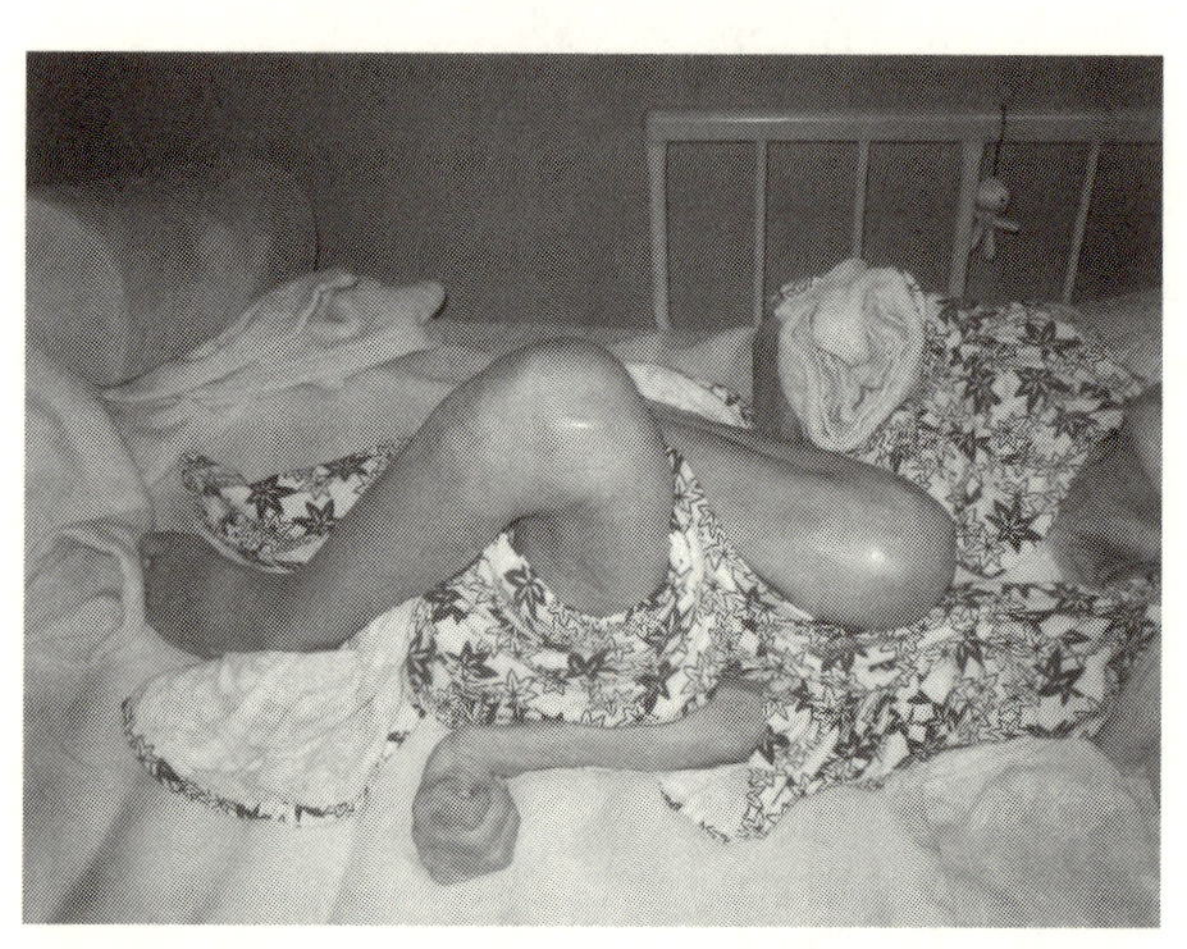

死んでいないので年金はもらっています。また、医療費や介護の費用もかかっています。

このような無惨な姿で生かされることを、本人が望んだとは、到底、思えません。ある意味、人間の尊厳に対する、大変な冒瀆（ぼうとく）といってもいいのではないかと思います。

世に、枯れ木に水というたとえはありますが、この場合、枯れ木に〝肥料〟といっても、過言ではないという気がします。

この他にも、ぼけた〝真打ち〟に対する人工透析は週に3回血を洗っています。ぼけていますから、自分が何をされているのか理解できませんので、大声出して暴れまくります。そうすると、透析などできませんから、縛り上げて一服盛っておとなしくさせるしかありません。

しかし、そうまでしてムリに生かさなくてはいけないのか、考えてみる必要があると思います。なにしろ、年間、400万円ほどの費用がかかるわけですから。

それから、自分でものが食べられなくなった年寄りへのペースメーカーの装着や、胃瘻以外の人工的水分・栄養の補給（点滴注射や中心静脈栄養）、総入れ歯の作成なども、枯れ木に〝肥料〟に相当するのではないかと思われます。

ただ、かくいう私も、現在、その枯れ木にとりついて生活させてもらっている身であることを考えますと、内心忸怩（じくじ）たるものはあります。

私達〝真打ち〟は、可愛い子や孫のために、枯れ木に〝肥料〟の「長生かし」

や「長生かされ」はご免蒙って、今のいい制度を残してやろうではありませんか。
いかがでしょう、ご同輩。

医療とお金の問題

これまで、医療に金の話を持ち込むのはよくないとタブー視されてきました。でも、医療費がかさみ、しかも、かけてもあまり効果のない年寄りが増加し、経済成長も見込めないとなれば、もはやそんなきれいごとをいっている場合ではありません。

世界に冠たる医療保険制度も、風前の灯といっていい状態のように思われます。限られたお金ということになりますと、誰にどういう使い方をしたらいいのかという、日本人が一番苦手な優先順位の問題が出てきます。

一般的には、〝真打ち〟に昇進した年寄りより、発達段階の子どもや将来のある若者の方が優先されるはずです。しかし、政治家は、投票率が老高若低ですから、数が多く票になる年寄りの不興を買いたくないため、子ども向けより年寄りの関心をひく政策に重点を置いてきました。

医者も、年寄りは大事な飯の種ですから、「年のせい」「治らない、元通りにはならない」などと、ご機嫌を損ねるようなことはいわず、「現実と向き合わせる」ことを極力避けてきました。そのため、医療に対して過大な期待を抱かせる結果（〝マインド・コントロール〟）を招いてしまいました。

単純に、くすりは身体にいいもの、病気を治してくれるものと思い込んでいる年寄りの、なんと多いことでしょう。まるで、「くすりいのち」なのです。

このくすりは、何のために、何を期待して使うのか、使った結果どうなるのかなど、全く考えていません。しかし、こうなったのも、「由らしむべし、知らしむべからず」を貫いてきた私達業界人に、その責任があります。

そして、さらに、そこに医療保険制度のおかげで、お金のことはあまり考えなくてもいいという問題が加わります。

特に、〝真打ち〟は、自己負担の割合は原則1割です。残りの9割は他人様のおかげを蒙っているのです。老人ホーム入所者の家族の中には、くすりは先発品でなければダメと、注文をつける身の程知らずの者さえいるのです。また、薬局で買うと高くつくので、医者のところで湿布薬をしこたまもらって帰り、近所に配るような事態が発生します。

そのため、そのようなことを改めようと、今年度から、一度に出せる湿布薬は70枚を限度とする、つまり7枚入りなら10袋まで、5枚入りなら14袋までとし、どの部位に一日何枚貼るのか、何日分に相当するのかを処方箋に記載しなくてはならなくなりました。同様に、軟膏類もどの部位に一日何回塗るのか、目薬もどちらの目に一日何回さすのかを記載しなくてはならなくなりました。

資源は有限です。浪費は許されません。お金の問題も含めて、きちんと考えてみる必要があると思います。

子や孫のため潔く身を引こう

年寄りの中には「重度の要介護状態で生き延びるのは真っ平」と考えている人も、多いようです。

「老化」は「成長」と逆の経過を辿ることは、先に述べました。つまり、のみ食いは最後の能力なので、自力でこれができなくなれば「寿命」ということです。

これは、人間だけでなく、あらゆる生きものに共通の、最後の姿ですから、排泄の手助けまでは許容できても、自力でのみ食いできなくなった場合は、食事の介助は断り、また、のみこめなくなったり、のみこみが悪くなって誤嚥性肺炎をくり返すようになった場合には、胃瘻造設や鼻からのチューブ挿入を含めた、一切の医療措置は、辞退するということです。

それから、人間には、もともと、自然に任せれば穏やかに死ねるしくみが備わっているとも述べました。そして、繁殖を終えた年寄りに残された最後の大事な役目は、自然な死が穏やかであることを、後続の者に見せることであるとも述べました。

なぜなら、毎日、他の生きものの〝いのち〟を奪って生かしてもらってきたわけですので、是非、この責務は果たさなくてはいけないと思うからです。

その実現のためには、元気なうちから、家族や周囲の人達と、前述のことを充分に話し合っておかなくてはなりません。

なぜなら、意識がなくなったり、ぼけで充分に意思表示ができなくなった場合に、代弁するのが、家族や周囲だからです。

さらに、いつ、その日が来ても、あまり後悔しないように、本人は「死」を視野に入れて生き、周囲は「死を視野に」入れてかかわっておく必要があることも述べました。

これらを怠ると、時に、それまでほとんど寄りつかなかった親族が、死に際にやってきて、「大切なお婆ちゃんなんです。できるだけのことをして下さい」などと口走られると……、こちらは〈なんだかなあ〉と思っちゃうんです。

現時点で、医療関係者の作成した「事前指示書」を見渡しても、口から食べられなくなった時、どうしますかという問いに対し、自然に任せて何もしないという項目は、残念ながらほとんど見当たらないことも述べました。

医療者だからこそというべきなのでしょうか。病院関係の場合、何もしないというのはありえないでしょうから、当然といえば当然なのかもしれません。

だいたい、「できるだけ口から食べさせてほしい」「胃瘻をつくる」「鼻からチューブを入れる」「中心静脈栄養をする」「点滴注射をする」「大量皮下注射をする」のうちの、どれかにチェックを入れる様式でした。

私達〝真打ち〟に昇進した年寄りは、死に欲をかいて無様な姿をさらさずに、「自分でものが食べられなくなったら『寿命』と受け止め」「食事の介助は辞退、のみこめなくなれば一切の医療措置は不要」と宣言し、可愛い子や孫のために、今の世界に冠たるいい諸制度を残すべく、潔く身を引こうではありませんか。いかがでしょう、ご同輩。

脳卒中後にのみこみが悪くなった場合も同様です。なにしろ、年寄りの場合、病気は老化がらみですから、「病気も寿命のうち」と考えていいと思いますので。

ただ、ここでも、嚥下リハビリをやりさえすれば、のみこめるようになるはずと〝マインド・コントロール〟されている本人、家族の何と多いことでしょう。リハビリとて魔法の医学ではありません。治るものしか治らないのです。つまり、本人にその能力が残っている場合にのみ、それを引き出すことができるにすぎません。能力が残っていなければ、どうしようもないのです。ただ、医療には「不確実性」がありますから、一応、試みるのは止むを得ないでしょう。

しかし、資源は有限ですから、復活の兆しがみられないのに、ダラダラ続けるべきではありません。治らないのは、もはや〝お迎えの時期〟がきていると受け取りましょう。

子どもに「介護離職」をさせてはいけない

親孝行　したくもないのに　親がおり

親の介護のために、「介護離職」する人が、年間10万人程いるといわれます。

そして、その半数以上は、仕事を続けたかったといっているそうです。

今後も、ますます、増える見込みです。

現在、介護をしながら仕事をしている人が、300万人近くおり、どうしても仕事を休みがちになって職場にいづらくなったり、無理をして体調を崩してしまい、仕事が続けられなくなってしまうということです。

介護休業制度もあるのですが、実際には使い勝手が悪く、あまり利用されていないのが現状です。国も「介護離職」ゼロをめざしていますが、楽観できません。

中・高年世代は、一度離職してしまうと、再就職は非常にむずかしくなります。その結果、収入の道が途絶え経済的に不安定になりますし、介護中心の生活になり、社会的に孤立する恐れも出てきます。

育ててもらった恩と言いますが、親の方も頼まれもしないのに勝手に産んで育てただけのことです。育てるのに苦労したといっても、子どもの方も、育てられる過程で親を楽しませたり、時には、悲しませたり、心配させたりして、子どもがいなければ味わえない人生の局面を充分に堪能させて、恩返しをしています。差し引きゼロになっているのに、それ以上の恩返しを求めるのは、強欲というものです。親だからといって、子どもの貴重な人生を狂わせていいはずがありません。

これを防ぐためには、国の施策も重要ですが、親世代の意識改革も必要です。それは、私達〝真打ち〟に昇進した年寄りは、自力でものが食べられなくなったら「寿命」と考えることでしょう。

すなわち、胃瘻造設や鼻からのチューブ栄養や中心静脈栄養、点滴注射などの「延命医療」や、介助して食べさせてもらう〝延命介護〟は辞退しましょうということです。

これで、介護される期間は大幅に短縮されると思います。介護される側も、ムリな「延命」で死ぬことを先送りされても、少しも嬉しくはないはずです。

なにはともあれ、家族の絆(ほだし)になることだけは、絶対に避けようではありませんか、ご同輩。

おわりに

２０１５年の10月から11月にかけて、ＮＨＫ総合テレビで、土曜ドラマ『破裂』（久坂部羊原作）が７回シリーズで放映されました。

年寄りの弱った心臓を、一旦は元気にするが、ある日突然破裂し、ＰＰＰ（〝ぴんぴん、ぽっくり〟）が起きるという内容です。これこそが、超高齢社会を救う解決策だというのです。多分、老人医療の現場に身を置く、氏の本音なのでしょう。

そして、10年以上も前に出た小説を、天下のＮＨＫがドラマ化したことに、目を瞠るものがありました。２０２５年問題は、喫緊の課題です。もう10年もありません。

また、このドラマの前に、NHKスペシャル『老衰死』の放映もありました。私は、時代の潮目を感じました。そして、この本の執筆を後押しされた気がしました。

しかし、世の中は、建前のきれいごとをいう人達で満ち溢れています。まだ、先の長い人や有名人の物言いに期待するのは、無理な相談というものでしょう。私のように、あまり先のない、さして有名でない人間が適任です。最近では口の悪い輩(やから)から「おまえの過激な物言いは、〝綾小路きみまろ〟というより〝トランプ〟だ」といわれているぐらいですから。

ごく一部の人達には頷いてもらえるかもしれませんが、圧倒的多数の常識人達からは「医者ともあろうものが……」「それでも医者か」と非難轟々(ごうごう)が充分予想されます。

しかし、誰かが先鞭(せんべん)をつけなくてはなりません。もう時間がないのです。今こそ、国民一人ひとりが、真剣にわがこととして、「生き方」「死に方」を考えなくてはならない時です。

これは、医療の問題ではなく、人生の問題なのです。医療は、人生を豊かに、また幸せにし、人間らしく死ぬために利用する一つの手段にすぎません。

ところが、今、医療は、病気の管理を超えて人間管理にまで及び、人生を支配するに至っています。

一般に、医療に頼り、縋るのは、明らかに〝マインド・コントロール〟されているせいなのです。

誰かの言葉に「人生最大の悲劇は、人間らしくない死に方をすることだ」というのがあった気がします。

ただ、「死」を考えることは、「死に方」を考えることではありません。本来、

「死」は「苦」(ドゥッカ、思い通りにならないもの)ですから、人間の自由になるものではありません。その時の縁、巡り合わせに因るものなのです。

ですから、「死」を考えることは、いのちが有限であることを視野の片隅に置いて、それまでをどう生きるかという問題を考えることなのです。

当然、そこには、最終的にどう〝始末されるか〟ということが含まれます。しかしそれが中心課題ではありません。本当は、「死に方」など、どうでもいいのです。

でも、繁殖を終えて、生きものとしての賞味期限の切れた「死に損ない」の年寄りの私達にも、まだ残された役目があるのです。

ですから、できれば、穏やかに死んでみせて、決して「死」は恐ろしいものではないのだと子や孫に安心してもらって、最後の責(せめ)を果たそうではありませんか、ご同輩。

最後に、また幻冬舎にお世話になることができました。本書刊行に際し、多大なご尽力を賜りました、編集の四本恭子さんに深く感謝する次第です。

二〇一七年一月

中村仁一

幻冬舎新書 453

大往生したけりゃ医療とかかわるな【介護編】

2025年問題の解決をめざして

二〇一七年三月三十日　第一刷発行

著者　中村仁一

発行人　見城　徹

編集人　志儀保博

発行所　株式会社　幻冬舎

〒一五一―〇〇五一　東京都渋谷区千駄ヶ谷四―九―七

電話　〇三―五四一一―六二一一(編集)

〇三―五四一一―六二二二(営業)

振替　〇〇一二〇―八―七六七六四三

ブックデザイン　鈴木成一デザイン室

印刷・製本所　中央精版印刷株式会社

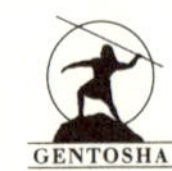

Printed in Japan　ISBN978-4-344-98454-7 C0295

な-11-3

幻冬舎ホームページアドレス http://www.gentosha.co.jp/

＊この本に関するご意見・ご感想をメールでお寄せいただく場合は、comment@gentosha.co.jp まで。